LE TAO
DE LA SANTE

DU MÊME AUTEUR

A L'ORIGINEL :

— La chambre jaune (Manuel pratique de sexologie chinoise)
— Chakras et santé, la médecine tantrique des centres d'énergie

Chez d'autres éditeurs

— Pratique des massages chinois (Le courrier du livre)
— Manuel pratique de digitopuncture (Dangles)
— Les couleurs pour votre santé (Dangles)
— Chi-Kong ; les exercices chinois de santé (Livre-essor, Presses de la Cité)
— Ginseng et les toniques naturels (Dangles)
— La médecine chinoise : diététique et phytothérapie (Éd. Garancière)
— Les secrets chinois de longue vie (Encre)
— La médecine ayur-védique (Dangles)
— La voie des plantes (Encre)

Couverture : **Peinture de Tch'en Hong-cheou.**

GERARD EDDE

LE TAO DE LA SANTE

manuel pratique d'hygiène naturelle selon le Tao

Edition revue et augmentée

Collection "Le corps conscient"

L'ORIGINEL

Les éditions L'Originel sont animées par Jean-Louis Accarias et Charles Antoni.

Cet ouvrage a été précédemment publié
aux Editions de Retz
Edition revue et augmentée

ISBN 2-86316-009-5
Éditions l'Originel
25, rue Saulnier
75009 Paris

Dépôt légal : 4e trimestre 1987

Ce manuel est dédié à tous ceux qui cherchent la voie naturelle et aux Maîtres chinois du passé dont l'expérience nous est aujourd'hui profitable.

LA PAIX

Toutes choses recoivent l'énergie
de la croissance
les cent herbes reçoivent
le soutien du printemps.

(Hexagramme 11 du *Yî King*)

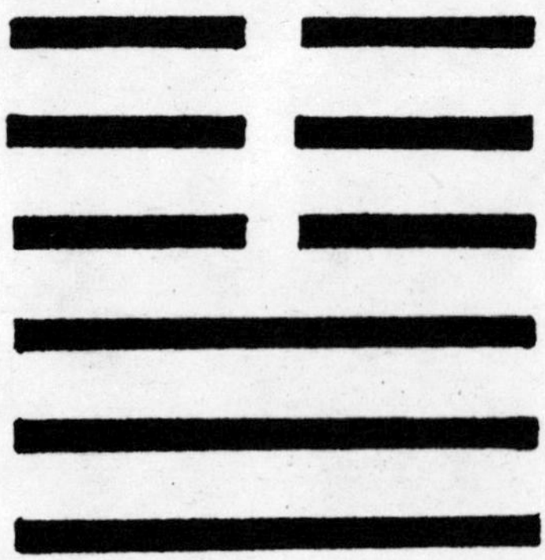

SOMMAIRE

AVERTISSEMENT

> *«L'hygiène traditionnelle chinoise constitue un riche patrimoine. Il faut s'efforcer de l'explorer et le porter à un niveau supérieur.»*
>
> MAO TSE TOUNG

> *«Ce qui est usé sera renouvelé.»*
>
> TAO TE KING

Ce livre ne prétend pas remplacer une consultation médicale ou naturopathique. L'aide qu'il vous apportera n'en reste pas moins importante, car les conseils suivants vous permettront d'établir une ligne d'hygiène naturelle générale ; vous pourrez alors, dans la vie quotidienne, affronter la maladie avec plus de force et connaître vos points faibles énergétiques.
Ces conseils ne jaillissent pas du cerveau embué d'un nouveau «maître à penser» en matière de diététique; ils sont le fruit d'une réflexion et d'une sagesse millénaire: celle de la Chine.

INTRODUCTION

VOTRE BILAN D'ENERGIE

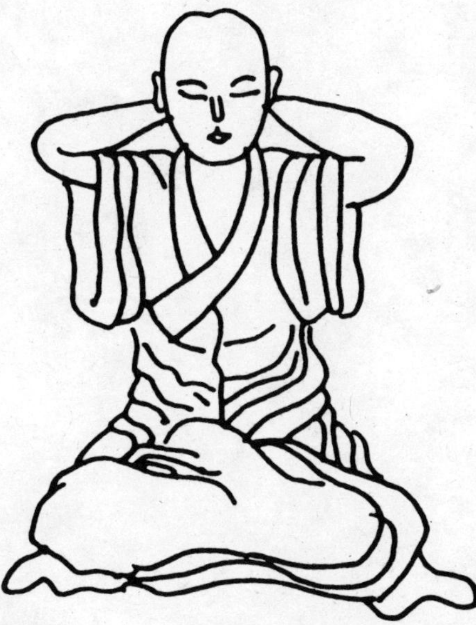

le diagnostic chinois de l'énergie

Près de deux mille ans avant Jésus-Christ, la Chine antique avait déjà découvert la relativité dans la théorie du yin et du yang : matière (yin) et énergie (yang) se génèrent l'une l'autre. Cette découverte s'est effectuée sans matériel d'analyse chimique, uniquement par l'observation et la méditation. Les règles du yin et du yang ainsi que celles des 5 éléments (le bois, le feu, la terre, le métal et l'eau) furent appliquées avec succès à des domaines très différents : l'astronomie, la médecine, la philosophie.

De l'observation des lois de l'univers, et particulièrement de l'extériorisation du mouvement du yin-yang et des 5 éléments dans l'homme, est née la science du diagnostic chinois de l'énergie.

Nous ne pouvons, dans le cadre de ce manuel pratique, aborder le vrai diagnostic chinois, car cette pratique demande de larges études, un bon jugement et beaucoup d'expérience*.

Voici, cependant, queques éléments qui vous permettront de soupçonner une faiblesse ou un excès d'énergie dans certains organes vitaux du corps.

* Les lecteurs intéressés pourront suivre le cours du professeur Leung Kok Yuen : pour cela s'adresser au G.E.R.M.T. 16, rue Principale 67 Pfulgriesheim.

le yin et le yang

Une maladie aiguë, accompagnée de fièvre, de réactions vives et douloureuses est de

Type yang

C'est, *en général*, une maladie d'origine externe (causes climatiques) et d'élimination.

Une maladie chronique, longue, lente, où la douleur (si elle existe) reste sourde est de

Type yin

C'est une maladie d'origine interne (hygiène-émotions), souvent accompagnée de fatigue chronique. Nous verrons dans les chapitres suivants comment appliquer des techniques différentes aux problèmes occasionnés par l'excès ou la déficience de yin ou de yang.

La théorie des 5 éléments fut découverte en Chine simultanément avec la théorie du yin et du yang, avant le VIIIe siècle avant J-C. Selon certains enseignants chinois la théorie du yin et du yang serait beaucoup plus ancienne. Lorsque l'on étudie la théorie des yin et yang il faut cependant souvent faire référence aux cinq éléments. Ces deux théories furent très vite utilisées par les taoistes en médecine, en philosophie, en psychologie traditionnelle, en astronomie, en astrologie, dans les arts divinatoires et aussi en politique.

Le yin et le yang donnent une image de l'univers en noir et blanc (avec tous les gris dégradés). Tandis que la théorie des cinq éléments donne une dimension de relief et de couleur à la compréhension de l'univers.

Ces deux théories sont elles aussi liées à la

compréhension des “souffles” (CHI — appelé aussi d’une façon plus moderne l’énergie) qui animent l’univers et le font vivre.

Les deux souffles originels issus du ciel et de la terre sont :

YIN CHI semblable à l’eau qui descend

YANG CHI semblable au feu qui monte.

l’idéogramme YANG représente le soleil, l’idéogramme YIN représente la lune.

Ces deux luminaires se lèvent à l’est puis se dirigent d’un mouvement apparent vers le sud, puis vers l’ouest. En médecine traditionnelle YIN et YANG sont en équilibre dans chaque individu, et l’homme doit apprendre a contrôler ces deux forces dans son corps.

YIN

YANG

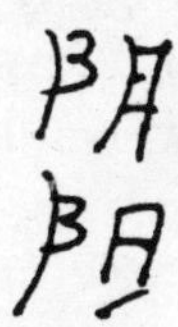

YANG s’élève comme le feu, il réchauffe et bouge.

YIN descend comme l’eau de pluie, il rafraîchit et stagne.

Voici donc ci-dessus les deux définitions traditionnelles du YIN et du YANG qui servent de BASE à toutes les spéculations médicales ou taoistes : ainsi le jour, le soleil sont YANG, la nuit et la lune sont YIN. Dans l’antiquité même les heures chinoises furent notées selon le YIN et le YANG : par exemple YIN CHUN YIN (minuit)

Dans le corps de l’homme les mêmes correspondances se retrouvent :

- la peau et la superficie sont YANG.
- l’interne et les organes sont YIN

- les 5 organes vitaux sont YIN (foie, cœur, rate, poumons, reins)
- les 6 entrailles sont YANG (vesicule biliaire, intestin grêle, estomac, colon, vessie).

Finalement l'utilisation du YIN et du YANG devient un code relatif puisque même dans les organes YIN, il est possible d'en trouver de plus YIN et de plus YANG : les reins sont YIN par rapport au cœur qui est donc plus YANG (sic).

- Le cœur est YANG CHUN YANG (YANG dans le YANG des organes)
- Les poumons sont YANG CHUN YIN.
- Les reins sont YIN CUN YIN.
- La rate est YIN CUN YIN.

Dans l'ancien classique de la médecine chinoise, le *Nei King*, YIN et YANG bougent sans arrêt dans le corps de l'homme et il faut utiliser ces deux forces pour rétablir l'harmonie lorsqu'il y a maladie.

On distingue quatre évolutions de la vie :

- la naissance.
- la vie.
- la maladie.
- la mort.

Dans les anciens traités on parle de la chaîne des choses : dans le NEI KING tous les hommes et animaux vivent sur Terre et doivent suivrent les lois de la nature pour conserver leur énergie et maintenir ensemble le YIN et le YANG. La mort est simplement la séparation de ces deux souffles primordiaux.

Les souffles de la terre et du ciel bougent sans cesse, mais l'homme a du mal à les suivre.

Les deux énergies YIN et YANG peuvent donc orienter le thérapeute vers des questions précises et vers des conseils précis.

L'énergie du ciel est pure YANG.

L'énergie de la terre est pure YIN.

L'énergie ou souffle est YANG.

La forme ou matière est YIN.

L'interne est YIN.

L'externe est YANG.

La force est YANG.

L'alimentation est YIN.

Les 5 organes sont YIN.

Les 7 ouvertures du visage sont YANG.

Les liquides YIN impurs du corps : fèces et urines.

Les liquides purs : larmes, mucus, salive.

CHIN YANG CHI : transpiration, air, gaz.

CHU YIN CHI : salive, mucus, sang.

CHIN YANG CHI : les liquides purs des membres et de la tête.

CHUN YIN CHI : les excréments du corps.

Dans les aliments et les plantes énergétiques YANG et YIN sont aussi présents :
La saveur est YIN par rapport à l'odeur qui est YANG. Dans les odeurs la plus forte est YIN la plus légère est YANG.
Dans les saveurs : l'aigre et l'amer sont YANG
Le doux est neutre.
Le piquant et le salé sont YIN.

Nous sommes désolé de contredire le système japonais de la macrobiotique, mais la théorie du YIN et du YANG est utilisée en Chine depuis de 2000 ans : le sel est YIN car il tonifie l'organe du corps le plus YIN : les reins qui sont YIN dans le YIN. De plus la saveur salée est consistante et lourde donc elle ne peut être que YIN (par rapport aux autres saveurs).

Note : Si vous voulez acquérir une juste compréhension des termes YIN et YANG, oubliez ces notions de centripète ou centrifuge et ces notions de dense et léger :

La forme est YIN, donc le compact est YIN.

L'énergie est YANG donc le subtil est YANG. Nous sommes désolés encore une fois fois de le rappeler mais le langage employé par la macrobiotique est faux du point de vue de la terminologie de la médecine traditionnelle chinoise.

les 5 éléments

L'origine de la théorie des cinq éléments n'est pas très bien connue. Cette théorie, chinoise, est évidemment très ancienne et aurait été énoncée en Chine bien avant les théories astrologiques ou médicales. On la retrouve dans certains ouvrages très ancien tel le *Chou King* (livre des documents) mais on n'en fait aucune allusion dans le *Yi King* (livre des transmutations).

Les cinq éléments sont : le métal, l'eau, le bois, le feu, la terre. Selon le *Nei King*, les cinq éléments sont reliés entre eux dans cet ordre : le métal engendre l'eau, qui engendre le bois, qui engendre le feu, qui engendre la terre...

Il existe des explications à cette théorie, nous n'en ferons pas une étude détaillée, toutefois, très succinctement : le feu donne des cendres (terre), le bois donne le feu (dans les anciennes civilisations, le feu était obtenu en frottant des morceaux de bois), l'eau donne le bois (l'eau est nécessaire au bois (végétaux), pour sa croissance et sa survie), le métal engendre l'eau (le métal peut se liquéfier comme l'eau)...

Nous allons étudier brièvement chacun des cinq éléments avec leurs correspondances (nous tenons à indiquer que nous n'avons pas inscrit toutes les correspondances ; vous trouverez un tableau plus complet ainsi qu'un croquis vous montrant clairement les relations entre les éléments, les organes, le YIN et le YANG...)

Nous touchons là au point principal du bilan énergétique chinois. Les 5 éléments : le bois, le feu, la terre, le métal et l'eau sont en relation avec le yin et le yang, les point cardinaux, les 5 saisons, les 5 organes et les 5 entrailles et les orifices du corps.

Cette loi explique l'interaction des choses de ce monde. A la page suivante, vous trouverez le tableau des relations entre les 5 éléments et les indices du diagnostic chinois. Ainsi, grâce à ce tableau, vous pouvez déjà présumer certaines déficiences d'énergie.

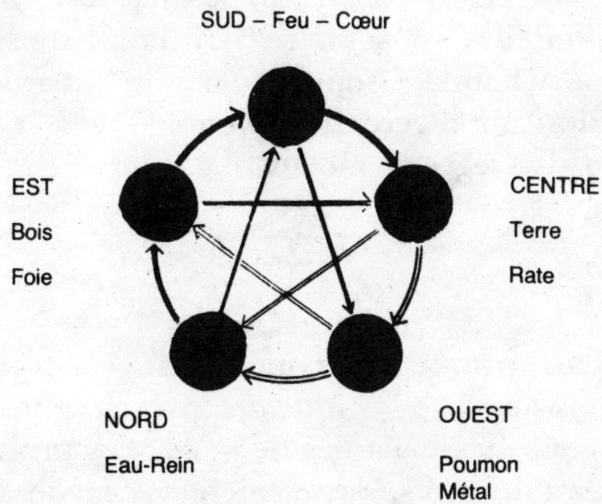

Ainsi :

木

BOIS

Des problèmes concernant l'énergie du foie et de la vésicule biliaire (bois) se manifesteront par un teint du visage verdâtre, des troubles des yeux (mouches lumineuses, faiblesse et fatigue de la vue...), des douleurs aux tendons (crampes, rhumatismes) et une tendance à la colère.

火

FEU

Des problèmes concernant l'énergie du cœur et de l'intestin grêle (feu) se manifesteront par un tein rouge, des troubles de la circulation, de l'expression orale (langue) et par une joie maladive ou l'anxiété.

土

TERRE

Des problèmes concernant l'énergie de la rate et de l'estomac (terre) se manifesteront par des douleurs musculaires (rhumatismes), une haleine chaude (bouche) et une attitude de réflexion intellectuelle orientée vers le passé (remords, regrets, mélancolie).

金

METAL

Des problèmes concernant l'énergie des poumons et du gros intestin (métal) se manifesteront par des maladies de peau, des problèmes du nez (sinusites, nez bouché...) et de la tristesse accompagnée souvent de pleurs.

CORRESPONDANCE DES CINQ ELEMENTS OU CINQ MOUVEMENTS

MOUVEMENT	FOIE	ENTRAILLE	ENERGIE CLIMATIQUE	ORGANE DES SENS	TISSUS	SENTIMENTS	COULEUR	SAVEUR
Bois	Foie	Vésicule Bil.	Vent	Yeux	Nerf Tendons	Colère	Bleu	Aigre
Feu	Coeur	Intest. g.	Chaleur Feu	Langue	Artères Sang	Joie	Rouge	Amère
Terre	Rate	Estomac	Humidité	Bouche	Chairs Muscles	Réflexion	Jaune	Douce
Métal	Poumon	Colon	Secheresse	Nez	Poils	Chagrin	Blanc	Piquante
Eau	Reins	Vessie	Froid	Oreilles	Cheveux Os	Peur	Noir	Salée

Le FEU inclu aussi le Maitre du cœur et les systèmes des trois foyers, appelés feu "ministre", alors que le cœur et l'intestin grèle sont appelés feu "empereur".

Les reins comprennent les reins yin et les reins yang. Les reins Yang sont le feu de l'énergie originelle qui vient des ancêtres : yuang chi et a d'étroit rapports avec la force vitale individuelle, la sexualité et la longévité. Le rein yin correspond à la fonction d'élimination du rein.

水

EAU

Des problèmes concernant l'énergie des reins et de la vessie (eau) se manifesteront par des problèmes osseux, la perte des cheveux, des bourdonnements ou sifflements d'oreille et une attitude peureuse.

Notons cependant que l'harmonie des émotions suivantes dénote le juste équilibre des 5 éléments :

- l'amour de la vie vient du CŒUR,
- la constance et la sympathie viennent de la RATE,
- la compassion vient des POUMONS,
- la prudence vient des REINS,
- le désir «d'aller de l'avant» vient du FOIE,

l'énergie

Pour les chinois taoïstes, il existe deux principales causes de désordre :

— *Les désordres venant de l'externe*

Ainsi la «perversité» des saisons peut, sur un corps affaibli, créer des désordres :

- le vent excessif attaque le foie,
- la chaleur excessive attaque le cœur,
- l'humidité excessive attaque la rate,
- la sécheresse excessive attaque les poumons,
- le froid excessif attaque les reins.

— *Les désordres venant de l'interne*

L'excès d'une des émotions engendre des désordres psychosomatiques puis des déséquilibres chroniques : la colère, la joie, la mélancolie, la tristesse et la peur.

Les causes hygiéniques peuvent aussi dégrader la qualité de l'énergie : alimentation défectueuse, insuffisance respiratoire, blocages physiques (raideurs, blocage, manque de souplesse) ou sociaux (pollution, cantines...).

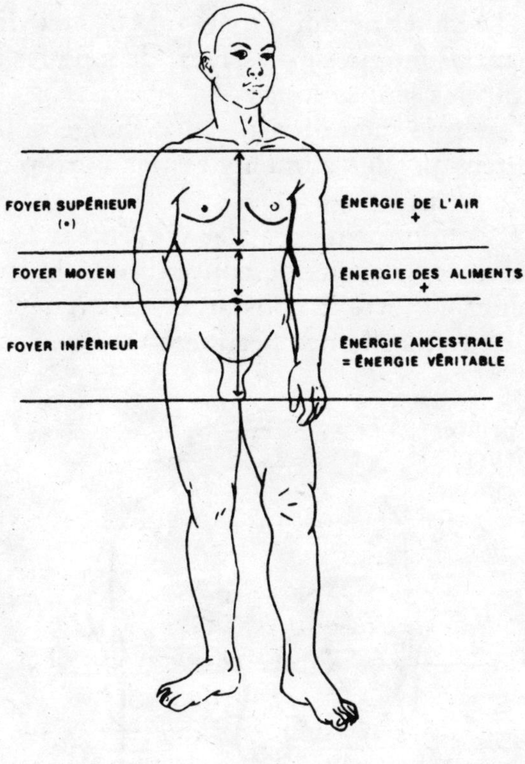

* Le foyer (tsiao) correspond à une zone d'accumulation et de transformation de l'énergie.

Toutes les méthodes exposées dans les chapitres suivantes ont pour objectif le développement d'une puissante énergie vitale que les Chinois appellent le *chi* (*ki* en japonais). Mais comment se forme le *chi* dans notre corps ?

— A la naissance, l'homme reçoit l'énergie de ses ancêtres, une énergie héréditaire : le *yuan chi*.

Cette énergie siège dans l'abdomen, elle se dégage parcimonieusement au cours de la vie jusqu'à son épuisement. Elle représente notre capital vital et ne doit en aucun cas être dispersée par des fatigues excessives, de longues maladies ou des jeûnes longs.

— L'énergie héréditaire se mélange à celles apportées par les aliments et par la respiration (voir le dessin page 27).

C'est donc sur ces deux derniers facteurs que nous essaierons de construire (à la source) une énergie forte et constante pour redécouvrir la santé naturelle des premiers taoïstes.

Les 7 orifices supérieurs

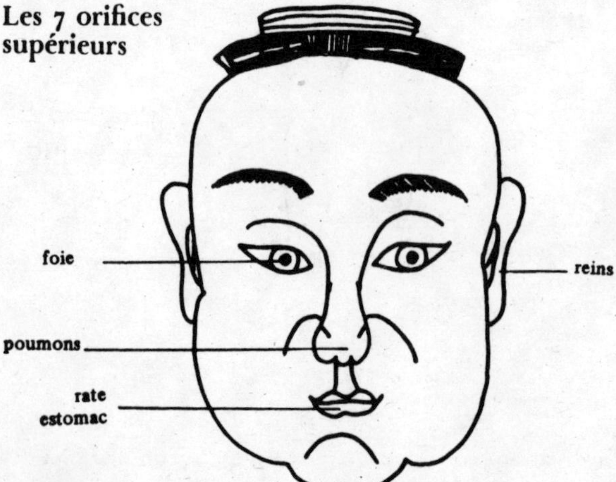

les formes du visage et les 5 éléments

L'étude du visage et les 7 orifices supérieurs sont d'une aide précieuse au diagnostic chinois :

Le teint

Il doit être harmonieux, c'est-à-dire d'un rose hâlé, bien soutenu.

Les yeux

Il doivent être brillants, ils révèlent la force de l'esprit, le *shen* (les yeux sont le miroir de l'âme).

Des yeux rouges indiquent un problème de foie ainsi que la vue brouillée et la vision de «mouches» noires ou lumineuses.

Les oreilles

Les oreilles idéales seront grandes et épaisses.

La présence d'un lobe épais et long dénote la forte vitalité et la sagesse (l'oreille du Bouddha).

Les bourdonnements d'oreilles et les maladies de l'oreille sont un signe de faiblesse des reins.

Le nez

Le nez est en relation avec les poumons, il devrait montrer des narines bien ouvertes et rester souple au massage.

La bouche

Contrairement à la naturopathie occidentale, la bouche doit être petite, et les lèvres bien colorées sont un signe de vitalité.

La mauvaise haleine et la bouche sèche sont le signe d'une fatigue du système digestif et de la présence de chaleur dans l'estomac.

les mains et la santé

L'étude des mains (chirologie), l'une des grandes sciences traditionnelles chinoises, permet de dresser un profil physique et psychologique (les deux sont intimement liés) d'une personne.

La résistance vitale

La résistance vitale et l'énergie peuvent se dévoiler par l'aspect de la chair des mains et la couleur des doigts.

Une forte vitalité et de bonnes réserves nerveuses rendent les doigts rouges et brillants. Par contre, les doigts ternes et secs démontrent une fatigue chronique.

La longévité

Une bonne longévité se révèle par les signes suivants :
— les doigts rouges et brillants ;
— les ongles épais et forts ;
— le Palais du Ciel élevé (voir dessin) ;
— les lignes de la paume profondes et bien marquées ;

— l'absence de rectangle blanc sur le palais de la Montagne (voir dessin).

Les poignets

S'ils sont larges, cela indique une bonne résistance aux attaques climatiques, mais par contre une lourdeur intellectuelle. Les poignets fins dénotent une fragilité physique et une aisance mentale.

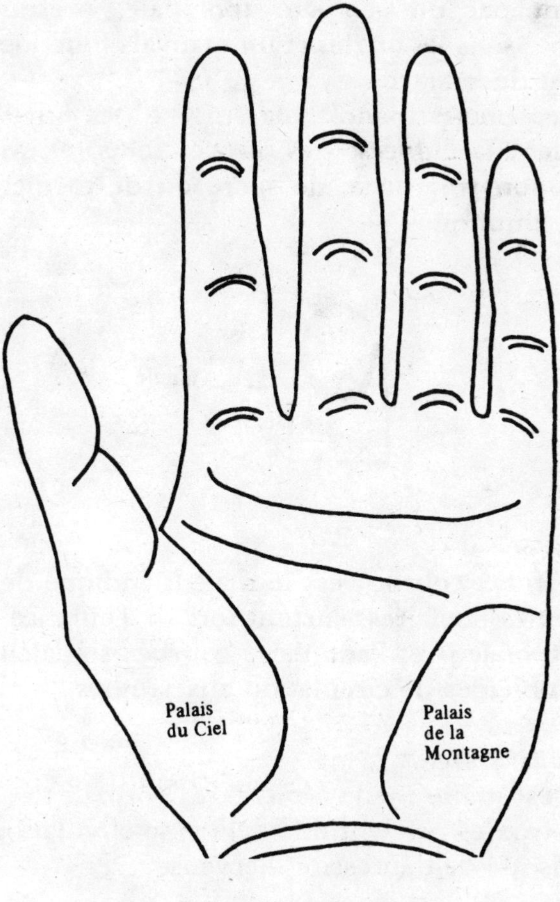

Les ongles

Tendres et fins, ils sont le signe d'une faible vitalité et d'un manque de courage. La fatigue se manifeste dès le matin.

Contrairement à l'opinion du docteur Carton et des naturopathes contemporains, il semble que la présence de lunules à la base des ongles est un signe défavorable, d'autant plus important que les lunules sont nombreuses.

Les ongles sont aussi un hublot ouvert sur le sang : un sang pauvre et l'état d'anémie se révèlent par une couleur très pâle, presque blanche, sous les ongles et un mauvais fonctionnement de la rate.

Les points blancs à la surface des ongles indiquent la faiblesse des os (des reins) et une absorption trop forte de sucre ou de médicaments chimiques.

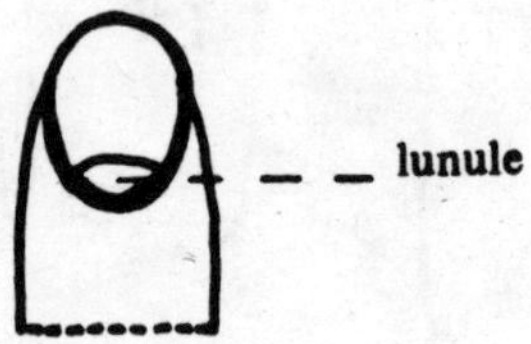

Les doigts

L'index courbé vers le majeur indique des problèmes oculaires, surtout lors de l'enfance.

Le majeur et l'annulaire courbés signalent des problèmes de circulation aux jambes.

La température

Des mains : elle doit être normale ; les mains froides révèlent une mauvaise circulation et le risque de dépression nerveuse.

CHAPITRE 1

LA DIETETIQUE NATURELLE DU TAO

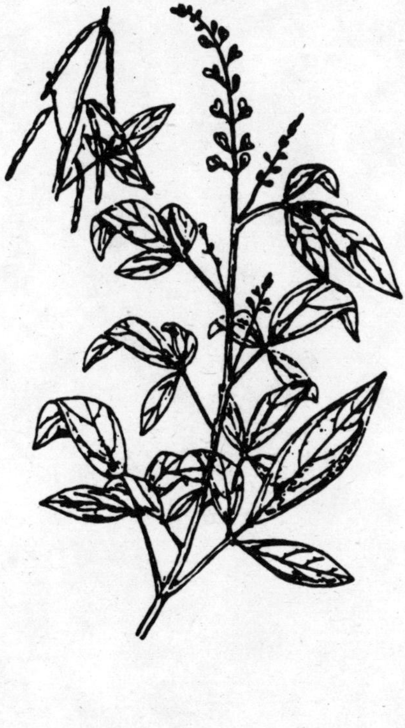

«Dans l'Antiquité, les hommes vivaient selon le Tao. Ils suivaient les règles du yang et du yin, ils étaient sobres, attentifs et simples. Ainsi, gardant la santé du corps et de l'esprit, ils vivaient cent ans. De nos jours, les hommes boivent l'alcool comme de l'eau, cherchent tous les plaisirs, ils ne vivent que cinquante ans.»

Nei King — So Ouenn
(500 av. J.-C. environ)

l'énergie de la nourriture

La nourriture d'essence matérielle (donc yin) arrive dans l'estomac où elle se transforme sous l'impulsion de l'énergie des ancêtres (voir page 27). Cette énergie naissante, appelée *Kou chi* se dirige ensuite vers les poumons où elle se mêle à l'essence de la respiration pour former l'énergie véritable (*chen chi*).

Cette énergie véritable va se diriger ensuite vers les organes vitaux pour les nourrir et vers la peau pour protéger le corps des attaques climatiques.

Nous ressentons l'importance de fournir au corps une énergie de bonne qualité qui sera mieux à même de le défendre des attaques des maladies et installera un état de plénitude où les émotions et le tonus seront équilibrés. C'est pourquoi la «Bible» de la médecine chinoise, le célèbre *Nei King*, dit : «La mauvaise alimentation peut abîmer le corps et le mental».

les conditions d'une bonne alimentation

Chaque aliment que nous digérons a un effet de tonification (yang) ou de dispersion (yin) sur l'énergie vitale et l'harmonie de celle-ci dans le corps.

De plus, il faut nourrir les 5 organes vitaux en absorbant en juste équilibre les 5 saveurs : l'aigre, l'amer, le doux, le piquant, le salé.

Si l'un des organes manque de sa saveur spécifique, il manifestera un appel (une faim) qui créera dans le corps une tension, et le travail de cet organe ne pourra s'effectuer normalement. Par exemple, si la saveur amère est inexistante dans l'alimentation, l'énergie du cœur ne sera pas nourrie et celui-ci deviendra malade.

Tout au contraire, si une saveur, ou toutes les saveurs, est en excès, il s'ensuivra des désordres par pléthore tout aussi importants.

Ainsi, un excès de saveur salée (par exemple de sel) nuira à la santé des reins, ce qui est confirmé par la médecine occidentale.

Le *Nei King* dit : «La crise d'apoplexie, la paralysie et la pléthore d'énergie survenant chez les obèses aisés sont dues à une vie cossue et à une alimentation trop abondante qui épuise le foyer moyen (rate, estomac, foie, vesicule. »

Nous savons tous, tout au moins les compagnies d'assurances le savent, que la santé est inversement proportionnelle au poids !

les excès

Avant d'aborder les principes d'une alimentation idéale et puisque nous vivons encore une période d'abondance alimentaire (en quantité et non en qualité !), nous allons « sanctionner » les excès :

— L'abus de saveur aigre (par exemple, de plantes crues telles que le pissenlit, de blé ou de volaille) attaque le foie et la rate. Le sujet devient coléreux, bilieux et souffre de crampes musculaires. Puis, dans un second stade, apparaissent les crampes d'estomac qui peuvent dégénérer en ulcère.

— L'abus de saveur amère (par exemple de haricots, de viande de mouton ou de plantes comme la gentiane) attaque le cœur puis les poumons, donnant de l'accélération cardiaque, puis de l'artérite, enfin la bronchite chronique.

— L'abus de saveur douce (par exemple de sucre, de pâtisseries et confiserie, de fruits doux, de maïs, de viande de bœuf) attaque la rate puis les reins : gastrite, diabète, glycosurie, impuissance, problèmes rénaux.

— L'abus de saveur piquante (par exemple de boissons alcoolisées, d'avoine, de viande de cheval) attaque les poumons et le foie : maladies de peau, bronchite, cirrhose, tremblements.

— L'abus de saveur salée (par exemple de sel, de millet, de viande de porc) nuira aux reins et au cœur : bourdonnements d'oreilles, albuminurie, néphrite, infarctus.

De plus, les aliments peuvent être classifiés selon leur effet sur le corps d'après leur effet yin ou yang.

Les aliments peuvent, en effet, apporter de l'énergie et de la chaleur (effet yang) ou au contraire de la matière et du froid (effet yin). La diététique chinoise se préoccupe, dans un premier temps, d'éviter les grands excès.

Les excès d'aliments à effet yin

Boissons froides ou glacées, glaces, mais aussi les aliments destinés aux pays tropicaux mal adapté à nos climats tempérés : fruits tropicaux (oranges, citrons, ananas, avocats...), crudités en excès, sucres.

Tous ces aliments apportent le froid dans le système digestif et provoquent les symptômes suivants ; frilosité, diarrhée, déminéralisation, ptoses, fatigue.

Les excès d'aliments à effet yang

Entrent dans cette catégorie les denrées trop réchauffantes et trop fortes. Elles provoquent une stimulation passagère qui brûle rapidement l'énergie (sensation agréable), bientôt suivie d'une fatigue qui appelle la consommation d'autres excitants :

L'alcool sous toutes ses formes, les épices fortes, les viandes rouges, la charcuterie, les fromages au goût prononcé.

Le système digestif est alors tonifié, mais les vaisseaux s'encrassent : constipation, maux de tête, hépatisme, apoplexie, fatigue des reins...

Les erreurs et abus alimentaires conduisent ainsi par l'abus d'aliments d'effet yin ou yang à une saturation et un encrassement de l'organisme et, nous l'avons vu plus haut dans le chapitre sur l'énergie, à des maladies profondes de type yin-internes, c'est-à-dire les plus graves.

Ces abus retentiront sur chacun des 5 éléments du corps et sur l'équilibre yin/yang. Ainsi des abus alimentaires ont une répercussion sur tous les plans de l'homme : physique, émotionnel, psychologique..., voire spirituel.

C'est pourquoi, en Chine, l'alimentation des chercheurs de vérité bouddhistes ou taoïstes était codifiée, mais d'une façon moins sectaire que dans d'autres traditions, car le Tao, la Voie, s'intéresse à chaque geste de la vie mais ne force jamais car le dogmatisme et le sectarisme, alimentaire ou autre, sont aussi des excès !

la nourriture de longue vie

Ainsi les conditions d'une bonne alimentation seront
— une quantité modérée d'aliments : rester toujours un peu sur sa faim ;
— une variété suffisante par rapport à la saison (variété de saveurs surtout) ;
— une alimentation de saison, ce qui évite l'utilisation de conserves et de produits surgelés ;

— l'abandon des produits d'importation ou exotiques inadaptés à nos besoins : oranges, pamplemousses, ananas, épices fortes ;
— ne pas oublier que le riz est la seule céréale qui reçoit l'énergie du yin et du yang, elle est donc parfaitement équilibrée et son ingestion harmonise les énergies ;
— appliquer la loi du yin et du yang, c'est-à-dire éviter les excès :

de yang : aliments trop épicés (poivre, poivron, curry, moutarde...) ou trop riches (viandes rouges, lait entier...) ;

de yin : boissons froides, fruits tropicaux, légumes bouillis ou gorgées d'eau ;
— éviter les aliments transformés par les procédés de raffinage : sucre blanchi, sel blanchi, farines débarrassées de l'écorce de son, betteraves bouillies... et tous les aliments artificiels ;
— veiller simultanément à l'équilibre yin/yang et à la juste répartition des 5 saveurs.

la diététique du tao

Cette diététique consiste en un mode d'alimentation qui permet d'augmenter la qualité de l'énergie et d'améliorer la composition du sang, elle s'adresse :
— à tous ceux qui veulent garder une bonne vitalité ;
— aux pratiquants du yoga et du tai chi chuan ;
— à tous les grands malades chroniques (rhumatisants, cardiaques, malades des reins, grands fatigués et dépressifs...).

La diététique du tao doit être appliquée au moins plusieurs semaines, voire plusieurs mois, afin de stabiliser les résultats obtenus.

Progressivement, le sang s'épure, éventuellement de petites réactions de désintoxication peuvent survenir, il ne faut pas s'en effrayer mais cependant en prendre note.

Cette diététique est une synthèse des textes taoïstes, de ceux de la secte Tchan et de l'enseignement médical du professeur Lu de Vancouver.

Principes généraux

— Manger seulement lorsque l'on a faim.
— Manger seulement des aliments naturels.
— Manger environ 50 % de céréales, 30 % de légumes, 10 % de poulet et poisson et 10 % divers.
— Mâcher soigneusement chaque bouchée.
— Ne jamais manger en excès.
— Prendre le moins possible de liquide.
— Respirer profondément.

Alimentation du Tao

Aliments conseillés
— Toutes les céréales complètes sous toutes leurs formes : biscuits, pains, pâtes, farines, pilpil (riz, blé, orge, boulgour, sarrasin, millet, maïs, seigle...).
— Tous les légumes de saison et surtout les racines : carottes, radis, betterave mais aussi chou, fenouil, etc.,
— Les lentilles et pois cassés.

— Les algues.
— Les fruits de région (modérément) et cuits, de préférence.
— Les oléagineux, de préférence légèrement grillé : noix, amandes, noisettes...
— Les yaourts maigres (20 % et moins de matière grasse).
— Le miel non chauffé.
— Les infusions et les thés de Chine (riches en théine).
— Les huiles et les beurres végétaux (de préférence l'huile de sésame ou de tournesol).
— Les fromages frais et maigres (— 20 % de matière grasse).
— Les œufs brouillés ou en omelettes (de préférence le jaune).
— Le sel de mer non raffiné, les graines de sésame, la sauce de soja.
— Tous les fruits secs : raisins, figues.
— Les herbes sauvages et aromates.
— Les jus de fruits, pressé à base de fruits locaux (avec modération)

Aliments à consommer occasionnellement
— Les poissons non gras à chair blanche : sole, merlan, colin...
— Les fruits de mer, sauf le crabe.
— Les volailles à chair blanche : poulet, dinde.
— Les oiseaux sauvages : pigeon, caille.
— Le lait écrémé.
— Le beurre écrémé (bas beurre)
— Les graines de soja

Aliments déconseillés
— Les aliments raffinés et transformés : par

EXEMPLE DE MENUS

Boissons : thym et romarin en dehors des repas.

	Petit déjeuner	*Déjeuner*	*Dîner*
Lundi	thé vert + pain complet + beurre végétal	carotte + salade cuite couscous + poulet légumes biscuit complet + compote	fruits secs polenta de millet + oignons cuits yaourt maigre
Mardi	muesli : flocons de céréale + raisins secs + un peu de compote + graines de sésame + amandes	radis et chou cru riz complet + champignons tarte maison	soupe végétale couscous (graines) + légumes clafoutis
Mercredi	malt + pain complet + beurre végétal	omelette aux herbes + pilpil + pommes au four	soupe de légumes soja + Polenta Maïs + flan aux œufs et au lait d'amandes
etc.			

exemple, le sucre blanc, le sel blanchi, les gâteaux aux colorants, etc.

— Les céréales blanchies : par exemple, le pain blanc, les pâtes blanches, les pâtes à pizza et à pâtisserie...

— Les fritures.

— Le café, l'alcool, le tabac, le chocolat et les sucreries.

— Les épices fortes, le sel minéral, la moutarde, le vinaigre.

— Les viandes : le porc, le bœuf, le mouton et l'agneau
— Les poissons à chair rouge : saumon, maquereau, thon.
— Le sucre blanc ou roux.
— Les pommes de terre, les tomates, les aubergines, la rhubarbe et les épinards.
— Les sauces à la viande et les bouillons de viande.
— Le lait, le fromage, les yaourts, les œufs frits ou durs.
— Les graisses animales (saindoux...).
— Les fruits exotiques et tropicaux : citrons, ananas, bananes.
— Les boissons froides : sirops, eau fraîche, cidre, glaces.

Si, durant le premier mois, vous sentez des douleurs anormales, notez-les soigneusement, cela montre l'élimination des toxines.

Dans de rares cas, les règles peuvent être retardées plusieurs mois.

Aux grands malades nous conseillons :
— éviter totalement le sucre,
— éviter totalement le sel,
— éviter totalement les fruits tropicaux,
— éviter totalement les boissons froides ou glacées.

Les effets

— Régularisation de l'équilibre sanguin.
— Gain d'énergie.
— Meilleure protection contre les maladies.
— Harmonisation du poids, en plus ou en

moins : pour les sujets gras, le poids diminue de 2 kg par quinzaine environ.

Quelles maladies peuvent être « aidées » par la diététique du Tao ?

Au dire des anciens textes, de nombreuses maladies chroniques sont améliorées tels : l'asthme, l'albuminurie, le cholestérol, l'eczéma, les diarrhées, la constipation, l'insomnie, la cellulite, les problèmes stomacaux, les problèmes cardiaques, les rhumatismes, l'arthrose, les hémorroïdes...

Vous pouvez reconnaître l'arrivée de la santé parfaite aux signes suivants :
— des selles régulières arrivant une à deux fois par jour ;
— une sorte de gaieté naturelle ;
— un sommeil facile, durant de sept à neuf heures ;
— un appétit régulier ;
— une souplesse naturelle ;
— l'absence de douleur chronique.

Les propriétés des aliments selon l'art médical chinois

Voici un répertoire des aliments courants et de leurs propriétés selon l'expérience millénaire de la médecine chinoise. N'oubliez pas cependant que la meilleure nourriture reste celle qui est produite par le sol sur lequel on vit et que les fantaisies exotiques restent réservées aux jours de fête !

Abricot

Le classique des herbes et plantes médicinales chinoises le *Pen Tsao* met en garde contre la consommation excessive (par exemple 1 kg par jour) d'abricots. Celui-ci pris en excès déclencherait des troubles osseux, la cécité et la chute des cheveux !

Par contre, pris en quantité raisonnable, il fortifie le cœur et le sang. Séché, il combat la fièvre et hâte la convalescence.

Agar-Agar

Cette algue blanche, au goût plat et neutre, se consomme en salade ou en liant pour sauce après trempage dans l'eau (20 minutes). Elle tonifie les intestins paresseux.

Ail

L'ail, aliment tonique universel, était connu des Chinois qui lui attribuent des effets fortifiants sur la rate, l'estomac et les reins ainsi que le pouvoir d'assainir l'eau et les poisons contenus dans les viandes.

Algues

Les Chinois consomment certaines variétés d'algues, que l'on peut se procurer en France dans les épiceries chinoises. Les algues se préparent en les cuisant comme les haricots verts. Elles se consomment ensuite en salade pour accompagner les céréales ou les légumes. Un goût et un parfum d'iode assez violent s'en dégagent ; mais leurs propriétés tonifiantes sont telles que les algues sont indispensables à l'équilibre nutritionnel. Les algues stimulent les glandes endocrines et facilitent l'élimination des déchets et de la cellulite ; elles renforcent aussi les os et l'énergie des reins.

Amande

Venue d'Arabie et de Mongolie, le fruit de l'amande douce combat les rhumes, les flatulences. Le *Pen Tsao*, vieil ouvrage traitant des plantes, le recommande pour le régime des cardiaques.

Anis

Les graines d'anis, souvent utilisées comme épice, réchauffent et stimulent le corps. Elles combattent les flatulences, stimulent les reins et réchauffent les organes du pubis. Les Chinois attribuent les mêmes propriétés à l'anis étoilé (badiane) et au fenouil.

Aubergine

L'aubergine est considérée en Chine comme un aliment dont les propriétés sont plus nuisibles qu'utiles. L'Occident a découvert par l'analyse biochimique que l'aubergine contient un poison : la solanine.

Cannelle

Cette épice, qui provient de l'écorce du cannelier, est employée à petites doses dans les desserts et les pâtisseries. La vraie cannelle de Chine est légèrement rosée, voire rouge.

La cannelle donne du yang, de l'énergie, de la chaleur. Elle tonifie l'organisme et facilite la transpiration.

Champignon

Utilisés fréquemment dans la cuisine traditionnelle chinoise, les champignons apportent une quantité notable de protéines, parfois plus que les viandes.

Les champignons asiatiques sont vendus séchés dans les boutiques chinoises :
— le champignon noir, en forme d'oreille, doit être trempé 15 minutes dans de l'eau tiède. Sa consistance est gélatineuse, il accompagne les céréales et le poulet ;
— le champignon parfumé, au goût subtil, se prépare de la même façon.

Chicorée

La salade de chicorée fraîche nourrit le foie par sa saveur aigre, acide. Les abus ne sont pas conseillés. La chicorée se mange au printemps, elle peut être légèrement chauffée dans une poêle.

Chou

Son abus peut amener des éruptions et des refroidissements car le chou est considéré comme rafraîchissant. Par contre, pris raisonnablement, ses effets combattent la constipation et augmentent la diurèse.

Le jus de chou améliore la qualité du sang et peut être appliqué sur le cuir chevelu pour restaurer la vitalité des cheveux.

Les choux chinois ont un goût un peu plus raffiné que les variétés européennes et peuvent être achetés dans les boutiques chinoises ; ils sont cultivés en serre dans le Sud de la France.

Ciboule

Très utilisée en Chine, la ciboule sert de condiment pour les légumes. Elle stimule la digestion et combat les fermentations intestinales.

Citron

Ses propriétés sont nombreuses, mais le citron semble trop acide pour nos climats tempérés et si la cure de citron fait des merveilles en Espagne ou en Californie, les acides de cette rutacée semblent être assez mal neutralisés en pays froid. Les Chinois disent que le citron a de fortes propriétés rafraîchissantes et qu'il peut «attaquer» le yang du corps.

Coriandre

De goût piquant, cette épice doit être utilisée avec modération. Elle facilite l'expectoration des glaires et combat les climats pervers (coup de froid, de soleil...); elle calme les douleurs (carminative).

Concombre

Utilisé modérément, le concombre rafraîchit et augmente la diurèse. Par contre, son abus risque de déclencher des rhumatismes et de la diarrhée.

Courge et citrouille

Elles sont souvent utilisées en cuisine chinoise, mais leurs propriétés toniques sont assez discréditées. Elles stimulent faiblement la respiration et le fonctionnement des reins.

Dattes

Elles fortifient l'estomac et enlèvent la fatigue. Elles sont aussi utilisées en décoction (voir le chapitre consacré aux herbes). En Chine, il existe une variété de dattes rouges appelées jujubes ; vous les trouverez dans les épiceries chinoises. Elles calment les nerfs et facilitent le sommeil.

Epinard

Introduit par les moines bouddhistes en Chine, l'épinard présente l'inconvénient de contenir trop d'acidité (l'acide folique) et d'apporter ainsi le froid (yin pervers) dans le corps.

Fenouil

Voir Anis.

Fromage de soja

Connu sous le nom de «tofu» en macrobiotique, le fromage de soja offre un goût assez plat. Il faut donc le relever avec un peu de sauce de soja ou de tamari. En vente dans certains magasins de diététique et dans les épiceries orientales.

Gingembre

Ce condiment, vendu souvent sous forme de poudre, peut aussi s'acquérir entier (forme de la pomme de terre) dans les épiceries asiatiques. Le gingembre apporte le yang à l'organisme, il stimule les fonctions digestives et lutte efficacement contre les refroidissements. On peut ajouter une pointe de couteau de gingembre en poudre dans les tisanes chaudes pendant l'hiver. Utilisé ainsi, il multiplie les pouvoirs curatifs des tisanes d'herbes.

Ginseng

Nous consacrons un paragraphe complet à cette racine plus avant dans le chapitre sur les herbes de santé. Notons que les Chinois l'utilisent parfois dans les soupes pour combattre la fatigue, l'anémie et l'impuisance.

Vous trouverez le ginseng soit sous forme de racine à préparer en décoction, soit de thés solubles, soit de liqueur, soit de poudre à diluer, soit de gélules. Il est préférable de l'associer avec d'autres herbes.

Girofle

Le clou de girofle chinois ne diffère pas de celui que nous pouvons trouver dans nos épiceries. Ses propriétés sont réchauffantes, stimulantes, carminatives, stomachiques, toniques et anti-anémiques. Les clous de girofle sont très efficaces en cas de lourdeur digestive et de vomissements. Il est recommandé de sucer de temps en temps un clou de girofle après le repas, cela purifie l'haleine et stimule la digestion.

Haricot

De nombreuses variétés de haricots existent en Chine. Le haricot vert est considéré pour ses propriétés émoliantes et rafraîchissantes. Les haricots rouges tonifient le corps à condition de ne pas en abuser. Vous trouverez ceux-ci en magasin de diététique sous leur nom japonais : les *azukis*.

Huiles

L'huile de sésame et l'huile de tournesol sont considérées comme les meilleures pour l'organisme. L'huile de sésame importée de Chine possède un parfum incomparable.

Kumquat

C'est une petite mandarine que vous pourrez vous procurer en conserve dans les magasins chinois. N'en abusez pas : c'est une conserve et, de plus, un fruit exotique. Les citrons, les oranges et les mandarines sont surtout utilisés en phytothérapie chinoise pour leurs pelures séchées.

Laitue

Elle doit être mangée crue avec un peu de sel de sésame. Son action est hautement bénéfique : elle tonifie les muscles, active la circulation, renforce l'intellect et ouvre les émonctoires. Elle combat aussi les poisons.

Longuans

Ce fruit ressemble à un lychee de petite taille. Ces fruits vendus également en conserves sont réputés comme contre-poisons. Ils activent la rate et améliorent les facultés mentales.

Loquat

Ces petits fruits ressemblent à nos abricots ; vous les trouverez aussi en conserves. Leur nom chinois signifie « orange d'or ». Absorbés en excès, ils attaquent la rate et peuvent provoquer la jaunisse. En quantité raisonnable, ils calment les nausées et soignent le rhume et la grippe.

Lychee

Les lychees sont ces agréables petits fruits exotiques qui terminent les bons repas chinois. Malheureusement, ces fruits sont souvent en conserves ; pris en excès, ils peuvent être nocifs. Par contre, en petites quantités, ils favorisent l'assimilation et sont prescrits pour les déficiences des glandes et les tumeurs.

Mandarine

Voir Orange.

Mangues

Fruits provenant de l'Inde, la mangue est bien connue des Chinois. Ses lieux de culture sont la région de Canton et les nouveaux territoires de Hong Kong. Notre organisme supporte mal les fruits tropicaux telle que la mangue. Mangée l'été, par grande chaleur, la mangue apaise la soif, rafraîchit le corps (action yin), active la circulation et facilite les menstruations.

Mélisse et menthe

Ces deux plantes peuvent aromatiser vos plats. Il faut les utiliser fraîches pour accompagner les légumes. Elles stimulent la digestion, combattent les maux de tête, calment les nerfs et rafraîchissent l'organisme. Vous pouvez aussi les préparer en tisane ; il faut alors utiliser les plantes séchées.

Mûres

La mûre pousse sur le continent asiatique comme en Europe. Donc, point besoin de conserves. Les baies fraîches calment la soif, fortifient les 5 organes traditionnels (voir chapitre 1) et stimulent la circulation du sang. Les mûres, selon les moines taoïstes, augmenteraient les pouvoirs psychiques et le côté spirituel de l'homme.

Navet

La racine du navet, partie comestible, fortifie les reins, lutte contre la constipation et rafraîchit le corps. Les navets chinois se mangent confits.

Nids d'hirondelles

Les nids d'hirondelles sont en réalité constitués de salive séchée d'une variété d'hirondelles de mer. Les propriétés toniques de ces «nids» sont reconnues surtout pour la femme dont ils rehaussent l'esthétique et le rajeunissement. Vous les trouverez dans les magasins asiatiques ou en diététique sous la forme d'ampoules buvables Tonidel.

Noisettes

La consommation de noisettes est considérée comme bénéfique : elles stimulent l'appétit et la digestion, elles calment la faim et facilitent la respiration.

Œuf centenaire

Souvent appelé préjorativement «œuf pourri», l'œuf centenaire est préparé avec des œufs de cane spécialement traités pour la conservation par des moyens naturels. L'œuf centenaire est très fort de goût et ses propriétés sont tonifiantes surtout pour la virilité de l'homme, si l'on en croit la tradition médicale chinoise. Vous le trouverez en épicerie chinoise.

Oignon

L'oignon stimule l'organisme entier à condition toutefois de ne l'utiliser qu'en cure. Car pris quotidiennement, il devient un aliment habituel à l'organisme et n'agit plus de la même façon (*idem* pour l'ail). Les décoctions d'oignons soignent les rhumes, les catarrhes, les fièvres et les infections urinaires. L'oignon devrait être consommé par les diabétiques car il baisse la glycémie et fortifie la rate, le pancréas et les reins.

Orange

L'orange est utilisée en médecine traditionnelle chinoise pour son écorce séchée prise en décoction (voir le chapitre suivant). Par contre, en tant que fruit, l'orange poussant dans un climat yang, c'est-à-dire chaud et sec, est donc assez mal adaptée à nos climats humides et frais, elle refroidit trop notre organisme. Si vous pensez avoir besoin de vitamines C, prenez plutôt la pomme, les légumes ou le jus d'argousier, plus adaptés à nos climats (surtout pour les enfants : les cas de rhino-pharyngite se multiplient depuis l'apparition des oranges).

Oseille

Trop acide pour l'alimentation quotidienne, l'oseille peut cependant être utilisée pour lutter contre la fièvre et les douleurs.

Pamplemousse

Ses propriétés sont proches de celles de l'orange.

Pastèque

De nombreuses variétés de pastèques poussent en Chine. Leurs propriétés ne sont pas spécifiques mais fortifient l'organisme et facilitent la respiration. Les taoïstes déconseillent d'associer la pastèque à la viande de mouton !

Pêche

L'écorce de l'arbre sert à dire la « bonne aventure » en Chine où les pêchers sont nombreux. Prise en excès, la pêche favorise les fièvres. Comme tous les fruits, la pêche fortifie les poumons et calme l'anxiété.

Persil

Le persil stimule les reins et la diurèse et aide à la guérison du système urino-génital (calculs rénaux, etc.).

Pissenlit

Pousse à l'état sauvage en Chine et en Europe. Les salades de pissentlit se consomment au printemps en quantités modérées. Elles tonifient le foie et la circulation.

Pomme

Utilisée modérément, la pomme tonifie l'organisme, équilibre les intestins et facilite le sommeil. Il est préférable de la cuire un peu et d'en faire des compotes. Prise en excès, elle nuit à la circulation qu'elle ralentit (effet yin des fruits).

Pomme de terre

Sur ce légume, la tradition chinoise voit s'opposer deux écoles : les uns la recommandent à dose modérée, les autres la déconseillent formellement. Les yogis taoïstes disent qu'elle alourdit et ralentit la circulation de l'énergie dans le corps ; sur ce point, ils ont certainement raison : essayez de vous concentrer et de méditer après l'absorption d'une assiette de patates, cela semble impossible !

Potiron

Voir Citrouille.

Pousse de bambou

Dangereuses crues. 'es pousses de bambou cuites sont tonique, et agréables au goût, elle accompagnent bien le poulet.

Prune

De nombreuses variétés de prunes existent en Chine ; tout comme nos prunes occidentales, elles ont la réputation de fortifier la digestion et l'assimilation. L'effet s'inverse lors des abus ; ce qui nourrit finit dans ce cas par nuire : diarrhée, refroidissement...

Radis noir — Radis rose

Les radis fortifient le foie et les reins, ils aident les calculs à se dissoudre. Cependant, là encore, l'excès peut devenir nuisible.

Vous pouvez aussi fabriquer un sirop de radis en cuisant un peu de jus de plusieurs radis noirs avec un peu de miel. Prendre une cuillerée à café trois fois par jour pour prévenir les rhumes et fortifier les reins.

Rhubarbe

La rhubarbe de Chine est bien connue pour ses propriétés anti-anémiques et apéritives. Cependant, les confitures et les compotes de rhubarbe sont très acides (acide oxalique et gallique) et peuvent endommager la rate. Des pastilles de rhubarbe de Chine sont en vente dans les magasins de diététique pour des cures limitées dans le temps.

Riz et Céréales

Les céréales sont considérées par les premiers taoïstes de médecine orientale comme les aliments de base de l'homme. Les céréales nourrissent l'énergie des 5 organes traditionnels : le foie, le cœur, la rate, les poumons et les reins. Il est certain, et c'est l'argument principal des détracteurs des céréales, que l'homme n'a pas toujours eu besoin de cultiver pour vivre, mais les impératifs du climat tempéré et la sédentarisation ont amené l'homme à cultiver pour survivre, et les céréales semblent être l'aliment le plus parfait convenant au genre humain dans notre stade actuel bien plus que les viandes (inconvénient de conservation, mauvais équilibre des composants, encrassement de l'organisme...).

Parmi toutes les céréales, le riz correspond traditionnellement à l'élément Terre, il contient tout ce qui est nécessaire à la santé et est hautement assimilable par l'organisme. Il calme les nerfs, stimule la digestion et réchauffe le corps.

Bien sûr, nous conseillons uniquement les céréales complètes, provenant de cultures sans engrais chimiques de synthèse (céréales dites biologiques).

— L'orge calme et fortifie.
— L'avoine réchauffe et stimule.
— Le blé nourrit les muscles.
— Le maïs fortifie le sang.
— Le millet renforce la rate.

Il est conseillé de varier les céréales et de les préparer de diverses façons : flocons, pâtes, pains, biscuits, bouillies, etc.

Sésame

Importées de Moyen-Orient, sous la dynastie des Han, les graines de sésame sont tenues en haute estime dans toute l'Asie. La consommation de graines de sésame grillées prévient les rhumes et donne des forces pour le travail. Elles sont aussi importantes pour prévenir les maladies vénériennes de la femme.

L'huile de sésame bénéficie des mêmes propriétés et peut s'appliquer aussi sur la peau pour toutes sortes de désordres : ulcération, eczémas, chute de cheveux...

Soja

Le soja fut longtemps considéré en Chine comme la légumineuse la plus importante. Nous savons depuis que les graines de soja apportent une grande proportion de protéines végétales. Le soja se consomme sous quatre formes principales :
— l'huile de soja, assez lourde, est considérée comme un peu néfaste à la santé ; par contre, son application sur les peaux malades et les cheveux est recommandée ;
— la sauce de soja dont l'une des variantes est le tamari japonais permet de relever le goût des aliments. Ne pas abuser du tamari qui est une

préparation salée et dont les bienfaits ne se manifestent que si la dose n'excède pas une cuillerée à soupe de sauce par jour et par personne ;
— les pousses de soja, que l'on peut faire germer soi-même ou acheter toutes prêtes en conserve. Elles sont considérées comme laxatives, favorisant la pousse des cheveux et antirhumatismales ;
— les graines de soja, que l'on prépare comme les lentilles, bénéficient d'une grande considération de la part des médecins orientaux. Le soja donne des forces et de la vigueur et permet de prendre du poids. Les graines de soja sont conseillées dans tous les troubles sexuels.

Sucre

Les méfaits du sucre sur les dents et le système nerveux sont aussi reconnus en Chine qu'en Occident. Cependant, l'absorption d'un peu de sucre de canne raffiné est conseillée pour les maladies de la rate.

Tomate

Nous l'avons vu plus haut, la tomate est mal considérée comme aliment. Bien qu'elle pousse en Chine, cette plante d'origine péruvienne passe pour donner le "froid pervers" au corps.

Tournesol

Bien qu'elle soit peu utilisée en Chine, l'huile de tournesol bénéficie d'une bonne estime pour ses propriétés digestives.

Vermicelle chinois

Souvent appelées "vermicelles transparents", ces pâtes, très digestes, fabriquées à partir de farine de soja, ont les mêmes propriétés que celui-ci. Vous trouverez ces vermicelles dans les épiceries chinoises.

l'énergie des aliments

CHAUDE

LEGUMES

— olive
— ail
— gingembre
— fenouil
— échalotte
— radis
— choux
— poireau
— carotte

CONDIMENTS

— anis
— fenouil
— bardane
— poivre
— poivre rouge +
— cannelle +
— menthe poivrée
— clou de girofle

DIVERS

— jaune d'œuf
— thé au jasmin
— vinaigre

CEREALES

— riz
— riz glutineux
— blé
— orge

FRUITS

— orange
— pêche
— litchees
— cacahuète
— noix
— amande
— papaye
— châtaigne
— arbousier

VIANDES

— Bœuf
— agneau
— mouton +
— anguille +
— poule
— coq
— chevreuil
— moule

+ : très chaud

FROIDE

LEGUMES

— asperge
— tomate
— melon
— épinard
— petit pois
— pois cassés
— concombre
— laitue
— pousses de bambou
— céléri
— cresson
— salade

CONDIMENTS

— sauce de soja
— sel
— menthe

DIVERS

— thé vert
— sésame
— huile de sésame
— lait
— blanc d'œuf

CEREALES

— Millet
— Blé
— Sarrazin

FRUITS

— pomme
— poire
— mûre
— pamplemousse
— citron
— banane +
— kaki

VIANDES

— oie
— canard
— langoustine
— crevette
— huitre
— crabe

+ : très froid

NEUTRE

LEGUMES

— asperge
— patate douce
— pomme de terre
— oignon
— courge
— fève
— ciboule

CEREALES

— avoine
— maïs

FRUITS

— datte
— prune
— raisin
— noix de coco
— fraise
— framboise

VIANDES

— porc
— lièvre
— lapin
— caille
— pigeon
— carpe
— seiche

DIVERS

— miel
— sucre non raffiné de canne
— réglisse
— sel marin
— champignon
— soja

les bouillies bienfaisantes (gruaux)

Les gruaux de céréales et de légumes sont préparés en général pour le petit déjeuner quotidien ou pour la diète des malades et des convalescents. Très digestes, ils sont faciles à préparer : un peu de céréales en grains ou concassées, beaucoup d'eau, laissez cuire à feu doux assez longtemps (le temps de cuisson dépend de chaque céréale). Il vaut mieux mettre un peu trop d'eau dans les premiers temps car celle-ci s'évapore toujours plus vite qu'on ne le pense.

Gruau de riz

Considéré comme diurétique et antirhumatismal.

Bouillie de blé

Favorable pour abaisser les fièvres et rafraîchir l'organisme.

Bouillie de châtaignes

Fortifie les reins et les jambes.

Bouillie de graines de lotus

Tonique de la rate et de l'estomac. Enraye la diarrhée.

Bouillie de radis

Digestif et fortifie le muscle du diaphragme.

Bouillie de carottes

Calme les douleurs, relaxe, stimule les sucs digestifs.

Bouillie de céléri

Plat idéal pendant l'été, rafraîchit l'organisme et favorise le bon équilibre des intestins.

Bouillie de gingembre

Réchauffe et détruit les toxines.

Bouillie de fenouil

Relaxe les intestins et l'estomac.

Bouillie de miel

1 cuillerée à soupe de miel par demi-litre d'eau; bouillir 10 minutes. Fortifie le cœur et les poumons.

CHAPITRE 2

LES HERBES ET LES TONIQUES CHINOIS

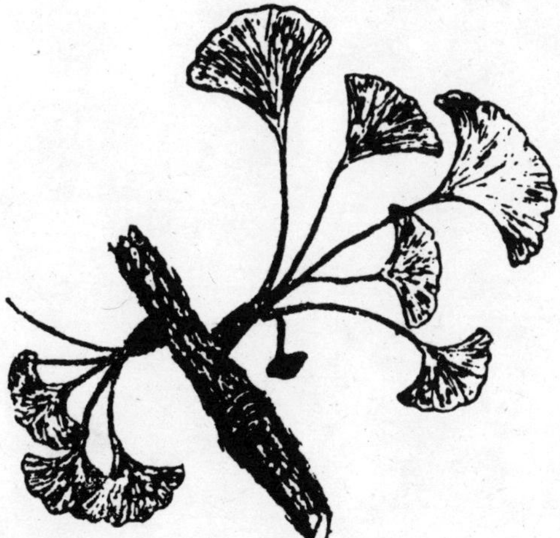

la sagesse des Anciens

La thérapie par les herbes est pratiquée en Chine depuis des milliers d'années et de nombreuses drogues médicales modernes proviennent de l'art des plantes médicinales chinoises : ainsi la digitaline est un extrait de la plante *mao ti huang (Ephadra gerardiana)*, l'éphédrine, utilisée dans le traitement de l'asthme, est extraite puis isolée de la plante *ma huang* (éphèdre vulgaire).

Contredisant l'opinion des bio-chimistes du début du siècle, des travaux américains récents prouvent que l'utilisation de la plante entière serait plus efficace que l'usage d'extraits isolés ou synthétiques, grâce à un processus de catalyse naturel.

Dans la Chine moderne, les prescriptions des Anciens furent minutieusement vérifiées et mises en statistiques ; ainsi dans la province de Tientsin, 300 cas d'appendicite furent traités avec des décoctions d'herbes. Dans 98 % des cas, le taux de leucocytes diminua sensiblement. De grandes autorités médicales, tel le docteur Dimond, spécialiste américain des problèmes cardiaques, renconnaissent maintenant la valeur des traditions thérapeutiques chinoises : « Il y a une multitude de choses concernant la pharmacologie que les Chinois peuvent nous apprendre. »

l'empereur Rouge et les 8 000 herbes

Dès le IIe siècle avant Jésus-Christ, l'empereur Rouge Shen-Ung autorisa la publication du *Pen Tsao King*, le premier traité consacré à la thérapie par les herbes. Quelques siècles plus tard, l'empereur Jaune composa la «Bible» de l'acupuncture, le célèbre *Nei King*, où pour la première fois se trouve exposée la circulation sanguine qui ne fut redécouverte en Occident qu'au XVIe siècle de notre ère.

Le livre le plus conséquent sur l'art de soigner par les lantes fut publié au XVIe siècle sous la signature de Li Chih Chen. Il expose plus de 12 000 formules différentes ! La République populaire de Chine rendit hommage à Li Chih Chen en publiant un timbre à son image.

les effets des herbes

Un proverbe chinois dit : «La nature guérit, le médecin touche les honoraires.»

Ainsi les plantes ne «guérissent» pas, elle ne font que faciliter le travail de la nature, c'est-à-dire rétablir l'équilibre énergétique entre le yin et le yang et les 5 éléments. Le Chinois ne fait d'ailleurs aucune distinction entre les plantes et la nourriture. Ce qui est bon pour le corps doit être simultanément une médecine, rejoignant en cela l'idée de Paracelse : «Que la nourriture soit ta seule médecine.»

Les plantes furent classées selon leurs effets et leurs saveurs par rapport aux données traditionnelles :

- yin ou yang
- aigre, amer, doux, piquant, salé

Facilitant :

— la sudorification,
— la vomification,
— le rafraîchissement,
— la calorification,
— la purgation,
— l'harmonisation,
— la tonification,
— la dispersion.

Nous voyons que la science des herbes est infinie et que son étude peut demander des années ; cependant, nous avons extrait quelques formules simples qui vous permettront de faire face aux ennuis de santé courants ou tout au moins de tonifier «l'énergie et le sang».

la préparation des herbes

Il existe maintes façon de préparer les herbes : décoction, macération, infusion, en poudre et en solutions alcooliques (liqueurs). Nous retiendrons les deux formes les plus simples : *l'infusion* (les thés des plantes) et la *décoction*.

Les thés de plantes

Verser de l'eau bouillante dans une théière en terre cuite contenant les plantes à infuser. Laisser infuser de 5 à 10 minutes en couvrant la théière. Boire 3 à 4 verres par jour. Ce procédé concerne les tiges, les feuilles et les fleurs.

La décoction

Bouillir les plantes de 5 à 10 minutes, le temps de réduire le liquide de moitié. Boire 2 à 4 tasses par jour.

Ce procédé concerne surtout les racines et les écorces. En aucun cas l'aluminium ne doit être utilisé. Se servir d'ustensiles en terre cuite, faïence ou pyrex.

Voici maintenant un secret de la préparation des plantes : utilisez trois plantes à la fois, une majeure et deux secondaires. Ce procédé augmente la synergie de la préparation.

Par exemple, mélanger deux parts de mélisse avec une part d'estragon et une part de romarin.

Faites vos mélanges à l'avance dans des bocaux hermétiques ; ne vous amusez pas à calculer chaque jour les doses. N'oubliez pas non plus que les proportions indiquées ne sont pas absolues et ne demandent pas à être précises au gramme près.

Contrairement aux médicaments, les plantes utilisées ne sont pas des poisons !

les formules de santé

Toniques généraux

Tout d'abord des thés d'herbes pour les quatre types généraux. (Vous pouvez trouver tous les ingrédients en herboristerie, en pharmacie et dans les magasins de régime.)

Type (⚌ du yi-king) : excès de yang

Actif, teint coloré, sanguin, excès de poids.

2/4 d'écorces d'oranges séchées au soleil
1/4 de thé Tuo cha (en diététique)
1/4 de menthe (feuilles)

En décoction
1 cuillerée à soupe du mélange
2 à 3 tasses par jour

Ce mélange purifie le sang et fait perdre un peu de poids.

Type (⚍) : manque de yang

Actif, mince et un peu musclé, teint hâlé, frileux (mais fatigue passagère).

2/4 de racine de réglisse
1/4 de gingembre séché
1/4 d'écorces de citron séchées

En décoction
1 cuillerée à café par tasse du mélange
2 à 3 tasses par jour

Ce mélange réchauffe et donne de l'énergie.

Type (= =) : excès de yin

Inactif, paresseux, teint jaune, excès de poids

2/4 de racine de pivoine
1/4 de racine de réglisse
1/4 de gingembre séché

En décoction
1 cuillerée à café par tasse du mélange
2 à 4 tasses par jour

Type (=—=) : manque de yin

Fatigué, paresseux, pâle, maigre

2/4 de racine de ginseng
1/4 de racine de réglisse
1/4 de gingembre séché

En décoction
1 cuillerée à café par tasse du mélange
2 à 4 tasses par jour

Quelques autres toniques

Il existe à Paris et dans d'autres grandes villes des magasins chinois dans lesquels vous trouvez de la bimbeloterie, des aliments et souvent des liqueurs toniques telles que :

— la liqueur de ginseng : excellent tonique général, pour retarder le poids des ans et retrouver la virilité (cependant, le ginseng ne devrait pas être absorbé par les moins de trente ans ; nous reparlerons plus loin de cette plante merveilleuse) ;

— la liqueur à l'os de tigre (Ho Kou Liquor). Excellent réchauffeur de l'organisme, pour les digestions difficiles et surtout les douleurs rhumatismales.

Vous trouverez aussi, dans les magasins de diététique, les excellents toniques préparés par le professeur Phan Van Huyen. (Tonidel, Vitaline, Gin-Cel).

Tonidel

Ampoules à base de suc de salive d'hirondelle. Aliment pour le rajeunissement, la beauté et les problèmes de la femme.

Vitaline

Ampoules à base de cellules de jeunes caprins. Augmente le pouvoir digestif et agit sur la nervosité. Excellent pour la croissance des enfants.

Gin-Cel

Ampoules à base de cellules de jeunes caprins et de ginseng. Tonique général, retarde le vieillissement des cellules et redonne des forces vitales à l'organisme.

Les complexes bio-alimentaires des 5 éléments

La maison Dietacaron distribue dans les magasins de diététique et d'alimentation naturelle huit complexes alimentaires préparés à base d'herbes selon l'hygiène du Tao.

Ces complexes sont présentés sous la forme de pastilles qui doivent se croquer avec un peu de boisson chaude. La cure peut durer jusqu'à trois mois ; il faut prendre trois pastilles du ou des complexes choisis (ils ne sont pas incompatibles) avant les repas.

COMPLEXES BIO-ENERGETIQUES ET BIO-ALIMENTAIRES

ELEMENT	ORGANE	CONSEILLES DANS LE REGIME
VERT	FOIE, VESICULE BILIAIRE	
BOIS Complexe n°1		Migraines, maux de tête
racine de gentiane		Affection des yeux
racine d'angélique		Rhumatismes
brunelle tiges et feuilles		Mauvaise digestion
chaysentine fleur		Colère
oranger fleur		
menthe feuille		
ROUGE	CŒUR, INTESTIN GRELE	
FEU complexe n° 2		Tonifie le sang et l'énergie
orange pelure séchée		Problèmes circulatoires
racine de pivoine		et cardiaque
fenouille réglisse		Asthénie, fatigue, anxiété
JAUNE	RATE, ESTOMAC	
TERRE complexe n° 3		Perte d'appétit
racine d'angélique		Mauvaise digestion
armoise feuille		Tonique général, lourdeurs
cannelle de Chine écorces		digestives, douleurs diverses
orange pelure séchée		Froid aux extrémités
Pahcyma coco de Fouling		Donne surtout du yang
réglisse racine		
Cha Jin et astragalus		

BLANC METAL complexe n° 4 Acorus culumus gingembre + menthe Pei-Mou- racine bambou sève orange pelure séchée kaki fruit oignon bulbe lyophilisé		POUMON, COLON Coup de froid maux de gorge cheveux Poumon : bronchite, asthme glaires, toux Tristesse
NOIR EAU complexe n° 5 Plantain graine Fou ling fenouil graine Ti-hoang mûrier fruit Pastraganus		REINS, VESSIE Tonifiant donne du yin Augmente les liquides et les maladies des os, des reins génitales, insomnies, cheveux blancs
YIN	COMPLEXE DIÉTÉTIQUE DES FEMMES	Problèmes des règles, du sang, de la ménopause. Tonification après accouchement
YANG	COMPLEXE DIÉTÉTIQUE DE L'HOMME	Tonification de la virilité et de la résistance aux stress
VERMEIL	COMPLEXE DIÉTÉTIQUE DES PERSONNES AGÉES	Pour la longivité et augmenter la résistance aux refroidissements

Le complexe vert se prend avant le petit déjeuner.

Le complexe rouge se prend avant le déjeuner le midi.

Le complexe jaune et le complexe blanc se prennent avant le dîner.

Le complexe noir se prendre au coucher.

Les complexes yin, yang et vermeil se prennent avant les repas (trois pastilles trois fois par jour)

Formules particulières

Pour la préparation de ces formules toutes simples, reportez-vous au chapitre "La préparation des herbes". N'oubliez pas de préparer vos mélanges pour une durée de quinze jours à un mois.

Le système digestif

Digestion lente — lourdeurs — flatulences
2/4 romarin
1/4 racine de gingembre
1/4 racine de ginseng
Décoction
1 cuillerée à café du mélange par tasse
3 tasses avant les repas.

Mauvaise assimilation — anémie — maigreur
2/4 fenugrec
1/4 racine de réglisse
1/4 romain
Décoction
1 cuillerée à soupe par tasse du mélange
2 à 4 tasses par jour

Crampes digestives — nausées — renvois
2/4 menthe
1/4 romarin
1/4 fenouil (graines)
Infusion
1 cuillerée à soupe par tasse du mélange
4 tasses par jour

Pour fortifier le système digestif

Décoction de racines de pissenlit. Utiliser deux cuillères à café de racine par tasse. Boire 2 à 3 tasses par jour. Boire aussi du café de pissenlit (par exemple : Dandelio, en magasin de régime).

Pour fortifier la rate et le pancréas

Utiliser le romarin et les décoctions de dattes (1 cuillerée à soupe de dattes en branche par tasse, bouillir 10 minutes).

Les systèmes urinaire et génital

Déficience des reins et de l'élimination rénale
2/3 baies de genièvre
1/3 pissenlit (feuilles)
Infusion
1 cuillerée à café par tasse du mélange
3 tasses par jour

Inflammation des voies urinaires et cystites
2/4 pissenlit (racine)
1/4 plantain (feuilles)
1/4 pivoine

Décoction
1 cuillerée à soupe par tasse du mélange
3 à 4 tasses par jour

Régénération des organes sexuels masculins, impuissance, maladies de la prostate
2/4 racine de ginseng
1/4 graines de fenugrec
1/4 plantain
Décoction
1 cuillerée à soupe par tasse du mélange
3 à 4 tasses par jour

Pour harmoniser les règles
2/4 armoise (feuilles)
1/4 angélique
1/4 racine de réglisse
Infusion
1 cuillerée à café par tasse du mélange
3 tasses par jour

Boire aussi des infusions de sauge. Pour les règles trop abondantes, prendre des infusions de rue, mais attention NE JAMAIS en prendre en cas de grossesse.

Prendre aussi de l'huile d'ail (marque Diétacaron en diététique) en cures, ainsi que, de temps en temps, un peu de ginseng.

Le système circulatoire

Pour régulariser la tension (hypo- ou hyper-)

On utilise le «ginseng sibérien», l'éleuthérococque que vous trouverez en magasin de régime. Prendre quelques pastilles tous les jours.

Hypertension artérielle

Il faudrait consommer de la rhubarbe de Chine en pastilles (Diétacaron) et de l'oignon.

2/4 mûres séchées (baies)
1/4 écorces d'orange séchées
1/4 d'ail pilé

Décoction
1 cuillerée à soupe par tasse du mélange
3 à 4 tasses par jour

Consommer aussi des algues.

Hypotension artérielle

2/4 racine de ginseng
1/4 racine de réglisse
1/4 plantain

Décoction
1 cuillerée à soupe par tasse du mélange
3 tasses par jour

Prendre aussi de la rhubarbe de Chine en pastilles et ajouter 10 gouttes de teinture mère d'astragalus dans un quart de verre d'eau. Boire deux verres par jour.

Pour purifier le sang

Chez les gros mangeurs et chez ceux qui éliminent mal ou sont sujets aux éruptions.

2/4 racine de pissenlit
1/4 bardane (racines)
1/4 badiane ou anis étoilé

Décoction
1 cuillerée à soupe par tasse du mélange
4 tasses par jour

L'arthrite

Pour l'arthrite, les rhumatismes et des douleurs articulaires

Suivre strictement le régime du Tao et surtout éliminer les viandes rouges et les produits laitiers.

Boire tous les jours un peu de liqueur d'os de tigre (dans les magasins d'alimentation de produits chinois) ou, si vous en trouvez, le thé instantané Fo Ti Tieng.

1/2 graines de céleri (en poudre à défaut)
1/2 racine de pissenlit

Décoction
1 cuillerée à soupe par tasse du mélange
4 tasses par jour

Il faut aussi consommer de l'essence d'ail.

Voici une formule efficace antirhumatismale : remplir au tiers une bouteille d'1 litre avec de l'ail pilé. Compléter les deux tiers avec une eau-de-vie de bonne qualité. Fermer la bouteille et exposer au soleil pendant quinze jours. Filtrer la solution, puis utiliser comme suit :

— le 1er jour : 2 gouttes du liquide dans 1/2 verre d'eau
— le 2e jour : 4 gouttes du liquide dans 1/2 verre d'eau
— le 3e jour : 6 gouttes du liquide dans 1/2 d'eau, etc., jusqu'à quinze jours, puis redescendre doucement les doses.

Sur les endroits douloureux, utiliser le fameux baume du Tigre (en magasin d'alimentation chinois, ou le baume du Dragon en magasin de diététique).

Le système respiratoire

Quel que soit le problème : rhume, asthme, bronchite..., dégager d'abord les poumons et la gorge en les frictionnant avec un peu de baume du Tigre ou de baume du Dragon.

Sinusite

Inhalation d'eau bouillante dans laquelle vous aurez placé un peu de baume du Tigre.

Rhume

Prendre des infusions de sauge et préparer une décoction en plongeant une tranche d'oignon dans de l'eau bouillante. Boire 1 à 2 tasses par jour (ajouter une pointe de couteau de cannelle).

Bronchite et grippe

2/3 racine de ginseng
1/3 racine de réglisse

Décoction
1 cuillerée à soupe par tasse du mélange
4 tasses par jour

Rajouter une pointe de couteau de gingembre en poudre par tasse.

Angine

Utiliser la décoction pour la bronchite, mais absorber en plus 3 à 4 tasses de tisane de menthe.

Le système nerveux

Pour fortifier les nerfs et le cerveau
— infusion d'estragon.
— manger des graines de sésame, de l'huile de sésame et du beurre de sésame (par exemple : Sésapalm en diététique).

Insomnies
2/4 de racine de ginseng
1/4 pelure d'orange séchée
1/4 de miel
Décoction
1 cuillerée à soupe par tasse du mélange
2 tasses le matin
2/4 de verveine
1/4 d'estragon
1/4 de basilic ou romarin
Infusion
1 cuillerée à soupe par tasse du mélange
1 à 2 tasses le soir

Prendre aussi quelques pastilles d'éleuthérocoque, le «ginseng sibérien», chaque jour.

Neurasthénie, dépression nerveuse
2/4 racine de ginseng
1/4 d'estragon
1/4 racine de pissenlit
Décoction
1 cuillerée à soupe par tasse du mélange
3 tasses par jour

Manger des graines de sésame
Prendre le complexe Vitaline (en magasin de diététique).

Peau, cheveux

Eczéma, urticaire
2/4 racine d'angélique
1/4 racine de bardane
1/4 racine de pissenlit
Décoction
1 cuillerée à soupe par tasse du mélange
4 tasses par jour

Pour la beauté de la peau
2/3 feuilles de troène
1/3 racine de réglisse
Décoction
1 cuillerée à soupe par tasse du mélange
3 tasses par jour

Acné juvénile
1/4 racine d'angélique
1/4 racine de réglisse
1/4 feuilles de menthe
1/4 sommités de cataire
Décoction
1 cuillerée à soupe par tasse du mélange
4 tasses par jour

Chute des cheveux
1/5 racine de gingembre
1/5 racine de ginseng
1/5 racine de rhubarbe
1/5 raies de jujubes
(facultatif)
1/5 cannelle
Décoction
1 cuillerée à café par tasse du mélange
3 tasses par jour

Formules diverses

Décoction tonique

1/4 racine de ginseng
1/4 racine de gingembre
1/4 dattes (dénoyautées)
1/4 racine de réglisse

Décoction
1 cuillerée à soupe par tasse du mélange
3 tasses par jour
Fortifie les 5 organes.

Si vous ne pouvez obtenir ces racines qu'en poudre, réduisez la dose à 1 cuillerée à café du mélange par tasse. La poudre est plus concentrée.

Pieds et mains froids

1/2 écorces d'orange séchée
1/2 gingembre frais

Décoction
1 cuillerée à soupe par tasse du mélange
3 tasses par jour

Si vous ne trouvez pas de gingembre frais (épiceries chinoises) utilisez le gingembre en poudre, mais une pointe de couteau seulement dans la décoction.

Contre toutes les douleurs et spasmes

1/4 pelure d'orange séchée
1/4 feuilles d'armoise
1/4 écorce de bois de santal
1/4 gingembre frais

Décoction
1 cuillerée à soupe par tasse du mélange
2 à 4 tasses par jour

les essences végétales

Bien que le procédé d'extraction des essences de plantes par distillation ait été introduit assez tard en Chine, les propriétés des extraits aromatiques des plantes étaient connues depuis le Ier siècle de notre ère. Le Pen Tsao mentionne déjà les propriétés des plantes les plus répandues.

Essence de camomille

Calme les maux de tête, les vertiges et combat le rhume.

Essence de gingembre

Réchauffe, lutte contre les infections et favorise l'expectoration lors de bronchites.

Essence de rose

Traite la neurasthénie et réchauffe le corps. Favorise la circulation de l'énergie du foie et de l'estomac.

Essence de clou de girofle

Réchauffe et calme les douleurs.

Essence de menthe

Calme les spasmes douloureux et les crampes. Abaisse les tensions et calme la douleur.

Eau de fleurs de jasmin

Renforce les 5 organes vitaux.
(Voir chapitre 1)

Eau de fleurs blanches de lotus

Antigrippal.

Essence de brunelle

Contre l'inflammation des glandes et les ulcérations.

Eau de feuilles de mûrier

Utilisée pour les maladies des yeux et les rhumes.

Comment utiliser la plupart des essences ?

Mettre 2 à 4 gouttes sur un petit morceau de sucre et l'absorber. Deux à quatre fois par jour.

les boissons

Les taoïstes recommandent de boire des thés d'herbes en dehors des repas et de tenir à l'écart toutes les boissons fraîches qui introduisent le froid dans le système digestif. Voici quelques-unes des infusions les plus courantes et leurs propriétés selon les enseignements orientaux.

Le thé

Les Chinois distinguent le thé rouge (couleur de l'infusion) importé souvent de l'Inde du thé vert dont ils sont les premiers producteurs.

Le thé sauvage, ou *yeti-cha*, est considéré comme le meilleur de tous : « Il rend le regard brillant, il renforce la constitution et l'acuité mentale, il ouvre les canaux d'énergie (les méridiens d'acupuncture) » selon le traité des herbes *Pen Tsao*.

Le thé n'a pas les inconvénients que lui prête l'Occident, cela semble venir du fait que les Chinois l'infusent seulement et ne le font pas bouillir ; de plus le thé vert contient moins de théine que son confrère de Ceylan et d'Inde.

Le thé du Yunnan, que vous trouverez en vogue actuellement en magasins de diététique, est doté de qualités précieuses : digestif, dissolvant des graisses (cholestérol), neutralisant les poisons intestinaux et améliorant la circulation.

Les Chinois ajoutent souvent des pétales de fleurs au thé, par exemple le jasmin, le lotus ou la fleur d'oranger, ce qui confère à ces breuvages des propriétés calmantes et apaisantes.

Angélique

De goût amer, l'infusion d'angélique (racines et graines) est particulièrement recommandée aux femmes afin d'harmoniser les règles. Elle agit aussi favorablement sur la peau et les canaux urinaires.

Anis

Les infusions d'anis, de fenouil ou de badiane (anis étoilé) réchauffent le corps, combattent les flatulences, stimulent les reins et réchauffent le pubis.

Bardane

Le *Pen Tsao* conseille les décoctions de racine de bardane pour purifier le sang et éliminer les toxines.

Basilic

Les infusions de basilic sont utilisées en Chine pour calmer les troubles digestifs et pour combattre les polypes du nez.

Menthe

Les infusions de menthe favorisent la digestion, calment les spasmes. La menthe est recommandée dans tous les cas de fièvre, de grippe ainsi que pour calmer les nerfs des enfants.

Pissenlit

Tonique général et purifiant du sang, le pissenlit (en racines) se prépare en décoction. Une façon agréable de consommer le pissenlit : le café de pissenlit (Dendelio, en magasins de diététique).

Plantain

Le *Pen Tsao* conseille les infusions de plantain pour faciliter la fertilité masculine et féminine. Le plantain stimule le foie et prévient les calculs biliaires et rénaux.

Romarin

Les infusions de romarin stimulent la digestion, l'assimilation et luttent contre le diabète.

Sauge

Les Chinois considèrent la sauge comme l'infusion la plus appropriée aux troubles menstruels et aux pertes.

Verveine

Décongestionne le sang, lutte contre les obstructions, régularise les sécrétions du corps (digestives, glandulaires).

ginseng racine de l'homme

«Racine de l'homme, racine du ciel», «herbe de vie éternelle», la littérature chinoise et occidentale ne tarit pas d'éloge sur cette plante merveilleuse. Les laboratoires russes et américains étudièrent en détail ses propriétés pharmacologiques. Elle fut ramenée pour la première fois en Occident par le père jésuite Jartoux en 1713. L'évidence des rapports prouve que cette racine a de nombreuses propriétés : tonique du système endocrinien, tonique digestif, tonique nervin, tonique sexuel.

C'est pourquoi elle est si fréquemment utilisée dans les formules chinoises.

Les composants actifs du ginseng ont été analysés par la biochimie moderne. Le ginseng contient des glucosides appelés panavosides et des sapogénines (toutes ces substances sont proches des sucres). A l'état isolé, ces substances biochimiques provoquent les résultats suivants :

— stimulation du métabolisme,
— stimulation de la circulation du sang,
— stimulation digestive,
— stimulation de l'activité des glandes endocrines.

En outre, le ginseng contient de nombreuses vitamines du type B (B_1 — B_2 — B_{12}) et les oligo-éléments suivants : fer, cuivre, manganèse, cobalt, soufre, phosphore, silice.

Les études soviétiques ont permis d'établir que des souris[1] ayant digéré du ginseng étaient plus résistantes aux empoisonnements par la strychnine ; leurs rapports concluent :

— que le ginseng augmente la résistance au stress ;

— qu'il régularise la tension sanguine ;

— qu'il régularise le taux de glycémie (diabète) ;

— qu'il n'a pas d'effets secondaires nocifs[2] ;

— qu'il agit comme stimulant du corps et des nerfs.

Le ginseng fut administré aux athlètes olympiques et aux cosmonautes soviétiques.

Notez bien que, dans la tradition chinoise, le ginseng s'emploie rarement seul, il est accompagné de plusieurs plantes secondaires.

De plus, il ne doit pas être administré à des jeunes de moins de trente ans car il brûle alors l'énergie ancestrale trop rapidement.

Bien sûr, il n'est pas certain que le ginseng cultivé, provenant de Corée ou des Etats-Unis, soit aussi efficace que la racine sauvage de Chine, mais cette dernière se vend à prix d'or sur les marchés de Hong Kong.

De la même famille que le ginseng, l'éleuthérocoque de Sibérie semble détenir également de grandes propriétés toniques générales.

Pour terminer, voici une recette cantonaise pour utiliser le ginseng comme tonique général de l'organisme.

[1] Notons au passage que les anciens taoïstes n'avaient pas besoin d'expériences barbares sur les animaux pour acquérir leur savoir.

[2] On se demande alors pourquoi il n'est plus en vente libre dans les magasins d'alimentation naturelle, ou plutôt nous le savons trop bien !

GINSENG : racine et plante

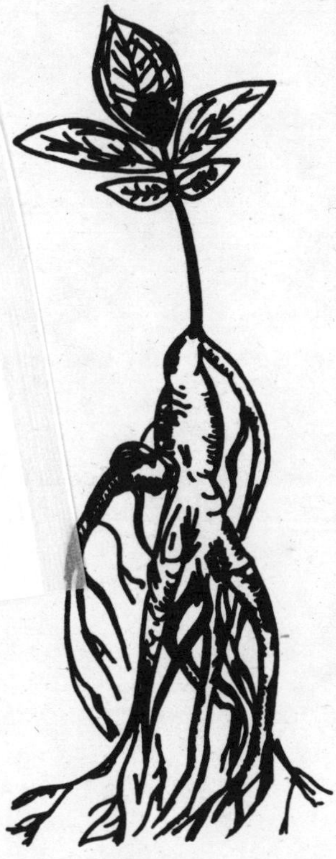

FORMULE TONIQUE TRADITIONNELLE :

racine de ginseng : 2 parts
racine de réglisse : 2 parts
racine de pivoine : 2 parts
racine d'angélique : 2 parts
Utilisez une cuillerée à soupe du mélange pour un litre d'eau en décoction.

CHAPITRE 3

LES EXERCICES ET LES RESPIRATIONS ENERGETIQUES

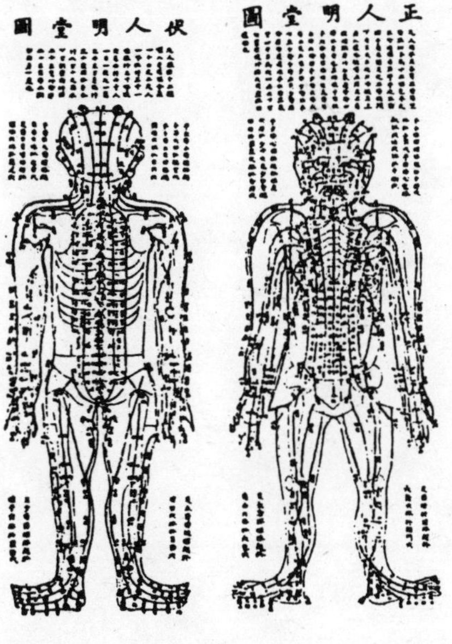

«L'alimentation et l'exercice constituent les bases de la santé, mais ils sont souvent ignorés des médecins inférieurs.»

Professeur LEUNG KOK YUEN

l'activation de l'énergie

Les gymnastiques occidentales se donnent pour but d'augmenter le volume musculaire et de développer la souplesse et l'endurance de l'athlète. Les gymnastiques et yogas orientaux s'appuient sur la théorie du développement de l'énergie vitale (le *chi*) en vue d'accéder à la santé physique et spirituelle, c'est-à-dire de libérer le corps des tensions psychosomatiques. Pour cela, l'hygiène naturelle taoïste utilise deux formes de techniques indissolublement liées l'une à l'autre :

— La respiration : qui renforce l'énergie vitale ou le *chi*.

— Les exercices corporels : qui permettent au *chi* de circuler plus facilement.

Au cours des siècles, les taoïstes et les bouddhistes chinois ont mis au point un myriade de techniques corporelles.

— le célèbre *tai chi chuan*, appelé vulgairement gymnastique chinoise ;

— les *chi kung*, alliant intensivement la respiration et les mouvements.

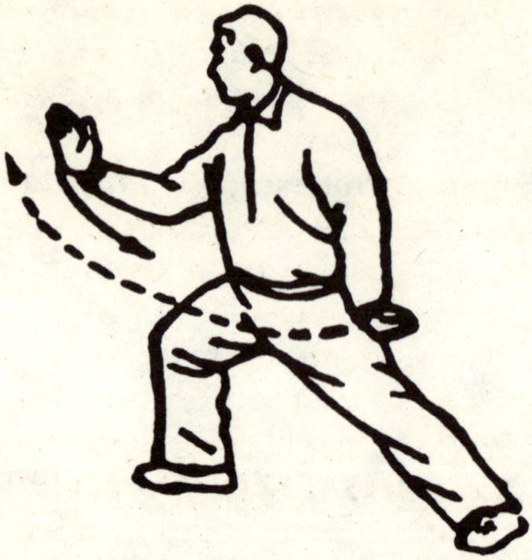

Nous ne pouvons, dans le cadre de ce manuel, aborder ces techniques qui demandent la présence d'un enseignant qualifié, cependant, nous vous proposons quelques exercices simples qui peuvent se pratiquer seul quotidiennement.

les effets du yoga chinois

— Il développe la «force invisible», le *tchi*
— Il stimule la circulation sanguine.
— Il stabilise les nerfs.
— Il stimule les organes internes.
— Il conduit à la sérénité.

les sensations ressenties pendant le yoga chinois

Différentes sensations se manifesteront lors de la pratique des respirations, des exercices et des relaxations que nous vous proposons dans les pages suivantes.

La pleine conscience de ces sensations vous aidera à appréhender la notion du développement de l'énergie vitale, le *chi*, énergie concrète. N'hésitez donc pas à vous «éveiller» aux impressions qui se présentent à vous, faites même plus : identifiez-vous à ces sensations, ne les vivez pas intellectuellement, «sentez»-les physiquement et consciemment. Vous approcherez alors la vraie sérénité et la maîtrise de vos énergies ; cet état dépend de la mise en retrait du mental, cet «outil» qui se prend pour le maître.

Quelles sont ces sensations qui vous permettront de contrôler vos progrès ?

— la sensation d'un flot de chaleur s'écoulant à travers le corps et se concentrant plus spécialement dans les mains, les jambes, le dos et le ventre ;

— la manifestation de picotements à la surface. Ils suivent la circulation de l'énergie (du *chi*) et apparaissent lorsque les muscles sont détendus ;

— l'augmentation du flux salivaire, appelé liqueur de vie par les acupuncteurs traditionnels, apparaît lorsque les organes se renforcent. Cette salive ne doit surtout pas être crachée, on doit simplement l'avaler ;

— un autre indice de progrès est l'acquisition d'une impression de calme et d'aisance qui se manifeste tant lors des exercices que durant les occupations quotidiennes ;
— lors de progrès ultérieurs, des phénomènes visuels peuvent se manifester : vision de couleur, de lumière, lorsque les yeux sont fermés ou à demi fermés. On considère que les couleurs claires et lumineuses reflètent l'harmonie (par exemple l'orange) alors que les couleurs ternes et sombres indiquent un manque d'équilibre des énergies.

Ces exercices qui peuvent sembler puérils au premier abord, sont d'une efficacité surprenante. Pourquoi les Chinois auraient-ils raison en acupuncture et en phytothérapie, se tromperaient-ils sur les techniques mentales ?

exercices préliminaires

1. La souplesse du bassin

Placez vos pieds l'un contre l'autre, tenez-vous droit sans raideur, les jambes et les épaules détendues.

Commencez à tourner votre bassin dans le sens des aiguilles d'une montre, très doucement, mais attention :
— la tête et les épaules ne doivent pas suivre le mouvement du bassin ; imaginez que la tête est suspendue au ciel par un fil,
— les pieds ne doivent pas refléter le mouvement du bassin, ils restent vigoureusement «collés au sol». Vérifiez cela par de fréquents coups d'œil vers le bas (surtout au début).

Afin d'améliorer la rotation imaginez que le point de pivot se trouve à 2 centimètres environ sous le nombril. Puis tournez quelques minutes dans l'autre sens.

Ce mouvement permet d'améliorer la souplesse du bassin et des lombaires, ainsi que d'activer la circulation de l'énergie entre les jambes et l'abdomen. Ce mouvement améliore les problèmes circulatoires, les varices, le froid aux pieds, la sciatique et les douleurs lombaires ainsi que la constipation et les problèmes sexuels.

2. Se tenir droit sans raideur

Lorsque l'on demande à une personne de se tenir droite, elle prend immédiatement la position du garde-à-vous qui est la plus mauvaise qui soit : cette position augmente la cambrure du dos, elle gonfle le thorax, comprime le cœur et coupe l'individu de son centre : le *tan tsien*, situé sous le nombril. Cette position est idéale pour fabriquer des automates mais non des hommes conscients, les *tchen jen* (hommes véritables) du Tao.

Les talons distants de 5 centimètres environ d'un mur lisse et droit, appuyez doucement vos omoplates contre le mur, alors que votre tête et vos fesses ne touchent pas le mur, ce qui vous oblige à une légère bascule du bassin vers l'avant (dessin 1).

Puis, doucement, laissez la colonne vertébrale se reposer contre le mur, relaxez les épaules (dessin 2).

Les vertèbres dorsales touchent le mur au niveau des omoplates puis du diaphragme, puis du ventre. A ce niveau, les fesses vont presque toucher le mur ; avant qu'elles y parviennent, penchez le corps doucement vers l'avant (en conservant la même position dorsale) et appréciez la stabilité de votre position. Un sentiment de calme et d'harmonie pourra même apparaître (dans les meilleurs cas, une impression de « vide »).

Voilà la position stable et droite par excellence (dessin 3).

Essayez maintenant de la retrouver sans l'aide du mur.

Et, dans la vie quotidienne, vous pouvez la retrouver en marchant, assis, en attendant le bus...

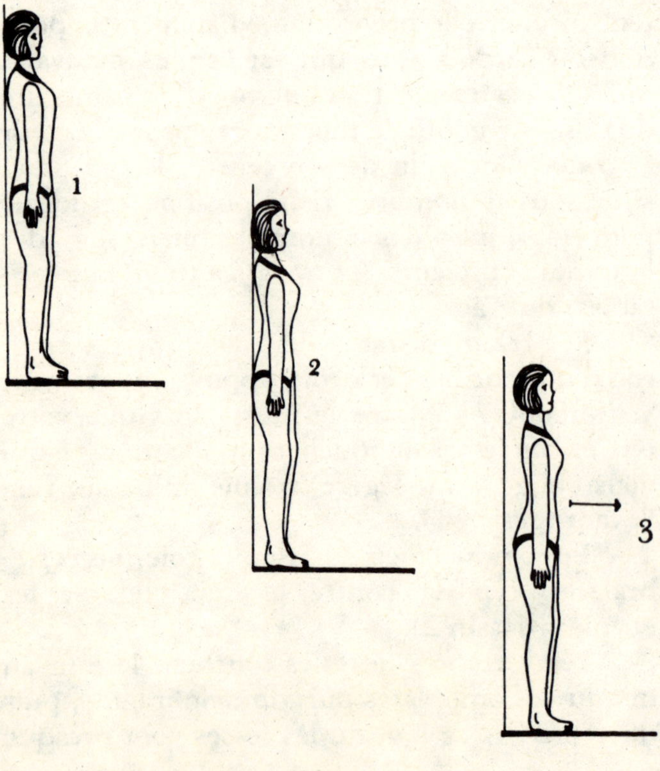

le yin et le yang dans le mouvement

Comme nous l'avons vérifié dans le chapitre concernant l'énergie, rien dans l'univers n'échappe à la loi des contraires-complémentaires yin et yang. Et chaque chose ou chaque pensée contient un peu de sa complémentarité.

Dans la pratique des yogas chinois, on apprend l'harmonie du yin et du yang. S'ils sont en harmonie, alors le corps et la pensée sont en harmonie.

Dans le yoga chinois existent deux formes de mouvement : le mouvement vers soi et le mouvement vers l'extérieur, la rétraction et l'expansion :

— le mouvement vers soi représente l'expression physique d'une concentration mentale. L'énergie est ramenée vers le centre (yin) ;

— le mouvement vers l'extérieur représente l'expansion de l'énergie, son activité (yang).

Ces pratiques simultanées de mouvements rythmés par la respiration permettent de retrouver le juste équilibre des énergies, l'harmonie entre l'action et la non-action*, la conscience entre la concentration et le vide.

Cependant, la pratique doit être assidue pour permettre à des résultats tangibles d'apparaître.

Il n'est pas nécessaire de pratiquer plusieurs heures par semaine, cinq à vingt minutes

* Wu wei : la non-action, expérience taoïste qu'il est impossible de définir par des mots.

par jour suffisent amplement, tout au moins dans les premiers stades.

la respiration taoïste

Si l'on en croit le philosophe taoïste Choang Tzeu, la respiration doit atteindre les talons. Les Chinois anciens n'étaient pas naïfs au point de penser que les poumons se prolongeaient dans les jambes ; ils voulaient simplement signifier que la respiration s'accompagne d'un processus de prise de conscience qui peut s'étendre jusqu'aux jambes.

Exercice 1 : la respiration consciente

— inspirer lentement par les narines en visualisant (en « sentant ») l'air qui pénètre dans les poumons, puis gonflant l'abdomen, puis pénétrant les jambes jusqu'aux pieds ;
— expirer sitôt l'inspiration terminée en visualisant l'air revenant par les jambes, la colonne vertébrale, la tête et ressortant par la bouche (expirer par la bouche).

Note : pendant tout l'exercice, la langue touche le palais. Faire cette respiration pendant 5 minutes.

Cet exercice stimule l'énergie vitale, accroît la résistance aux maladies et permet au corps de s'épanouir.

Pratiquer toutes les respirations, assis sur une chaise ou en tailleur, le ventre bien dégagé.

Exercice 2 : la respiration abdominale

— inspirer doucement par le nez. Essayez d'éliminer l'idée que vous respirez avec votre thorax et gonflez naturellement le ventre pendant que vous inspirez. Essayez de prolonger ce mouvement le plus bas possible, en dessous du nombril ;
— expirer doucement par le nez en défonflant le ventre. Faites cela 5 minutes le matin et dans la journée, chaque fois que vous y pensez, pratiquez la respiration abdominale.

Cet exercice fortifie le centre vital de l'homme : le *tan tien*, situé quelques centimètres sous le nombril, qui est aussi le centre de gravité du corps. La digestion s'améliore, le cœur est soulagé de tensions et la force vitale s'accroît, les soucis sont moins oppressants.

Note : pour stimuler cette respiration abdominale, passez-vous le sèche-cheveux à 2 centimètres au-dessous du nombril (sans sous brûler !) une fois par semaine, puis relaxez-vous quelques minutes.

« L'on doit faire plonger l'esprit dans le ventre ; alors l'énergie échange avec l'esprit. L'esprit devient pur et l'énergie cristallise. »

Le Secret de la Fleur d'or

« Si la respiration est trop haute, la colère apparaît. Si la respiration reste au niveau du cœur, les maladies apparaissent », disait le philosophe Chouang Tseu.

Exercice 3 : la respiration inversée

Après avoir pratiqué les exercices précédents au moins deux semaines, vous pourrez alors aborder la respiration inversée, appelée aussi respiration artificielle.

— inspirer l'air par les deux narines en contractant et en rentrant le ventre et en poussant le diaphragme vers le haut (sans forcer) ;

— expirer en poussant le diaphragme vers le bas en gonflant le ventre, le plus bas possible.

Cette respiration renforcera elle aussi l'énergie, le *chi* ; elle permet également de tonifier profondément les organes digestifs.

Exercice 4 : le circuit yin/yang

Lorsque vous aurez maîtrisé la respiration inversée, vous pourrez alors pratiquer la méthode du circuit yin/yang qui met en relation deux des méridiens principaux du corps : le vaisseau conception *(tou mo)* et le vaisseau gouverneur *(jen mo)*.

Pendant tout l'exercice, la langue touchera le palais, à la racine des dents de la mâchoire supérieure :

— inspirer en contactant le ventre (voir exercice 3) ;

— expirer en gonflant le ventre et en « sentant » l'énergie se diriger vers la zone juste sous le nombril *(tan tien)* ;

任督二脈天河周流圖

現出元關消息路
日常養此真靈訣

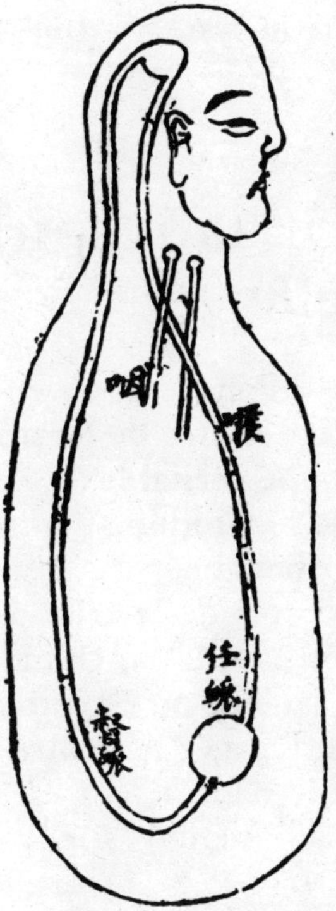

即是百脈法輪行
時檢長生不死關

— inspirer en contractant le ventre et en sentant l'énergie passer par l'anus puis par la colonne vertébrale (sacrum, lombaires, dorsales), le cou, le sommet de la tête ;
— du sommet de la tête, l'énergie retombera dans le ventre avec la prochaine expiration.

Recommencez l'exercice pendant 5 minutes environ.

L'exercice se pratique sans rétention de souffle et fortifie le système digestif en particulier.

Exercice 5 : la respiration superficielle

Le taoïste Peng Tsu conseille cette méthode respiratoire afin de fortifier le corps et de devenir l'homme véritable *(chen Jen)* du Tao.

Cette même technique se retrouve dans les enseignements tibétains.
— Fermer les portes de la salle d'exercices.
— Le sol doit être tiède ou chaud.
— S'asseoir en tailleur ou en lotus sur un coussin afin de bien dégager le ventre.
— S'étirer vers le haut.
— Concentrer le mental sur le diaphragme (fixer l'attention).
— Placer symboliquement une plume d'oie sur le bout de son nez. Imaginez que celle-ci reste immobile durant tout l'exercice.
— Réduire la respiration à un léger aller et retour au niveau de la gorge.
— Avec l'entraînement, respirer jusqu'à 300 fois.

Nous ne saurions trop vous recommander d'aborder cette méthode avec prudence, lorsque la respiration de l'énergie sera bien maîtrisée. En effet, nous avons déjà tous tendance à respirer superficiellement dans la vie courante. Il faut déjà connaître la respiration profonde et consciente avant de se permettre cette dernière méthode proche de l'hibernation.

Notons qu'avec le ressentir de la circulation de l'énergie, cette respiration n'est superficielle qu'en apparence.

La neurologie moderne propose l'hypothèse d'une dépolarisation brutale des nerfs qui stimulerait alors l'ensemble du système nerveux lors de ces respirations (travaux d'Ernest Gardner). Cette hypothèse séduisante ne doit pas nous faire oublier que les réseaux d'énergie du corps (méridiens) ne sont pas intimement liés au circuit nerveux.

Exercice 6 : la respiration de Ko Hung

Variante de la précédente avec rétention.

— Inhaler par le nez.
— Retenir le souffle le temps d'un battement de cœur.
— Expirer par la bouche si doucement qu'une plume d'oiseau placée devant celle-ci ne bougerait pas.

Faire cette respiration 5 minutes par jour.

Effet :

« Lorsqu'un homme âgé pratique cela, il se transformera en jeune homme. »

Docteur Ko Hung (400 avant J.-C.).

Progressivment, vous pouvez augmenter la rétention à deux battements de cœur, puis 3..., sans jamais forcer; attendez d'être vraiment naturel.

exercices corporels

Les «huits mouvements de la soie» *(pa tua chin)*

Ces exercices thérapeutiques très anciens vous permettront d'entretenir votre énergie et éventuellement de pallier certaines déficiences organiques.

Pendant tous les exercices, la respiration restera naturelle et la conscience sera «placée» vers le nombril.

1er posture

En posture debout, les pieds distants d'une largeur d'épaule.

— Lever doucement les mains jusqu'à la hauteur des épaules (paumes vers l'extérieur).

— En expirant, tendre les bras vers l'avant (les paumes sont toujours face à l'avant) à l'horizontale (dessin nº 1).

— Lever les bras à la verticale en inspirant (dessin nº 2).

— Laisser les bras revenir à l'horizontale, mais cette fois de chaque côté du corps (bras en croix) en expirant.

— Revenir à la position de départ, les bras le long du corps.

Faire cet exercice 10 fois, il équilibre le yin et le yang du corps.

2e posture

— Croiser les mains (doigts entrelacés) devant le ventre.

— Se lever sur la pointe des pieds tout en dirigeant les mains entralacées jusqu'au-dessus de la tête.

— Redescendre (voir dessin nº 3)

— Répéter cet exercice 10 fois. Il stimule la force vitale.

3e posture

— Se tenir en position du cavalier. Les jambes pliées, le buste droit, la plante des pieds bien ancrée au sol.

— Tourner la tête complètement sur la gauche

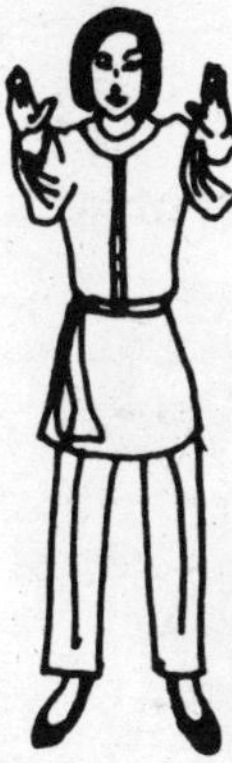

dessin 1

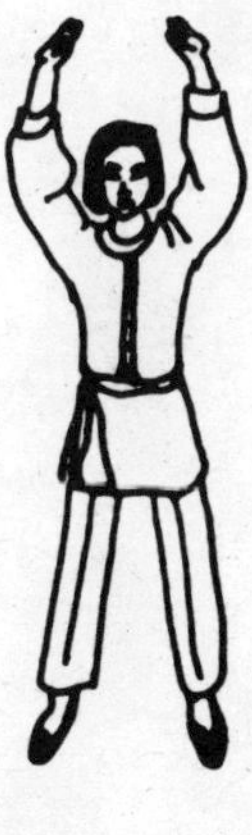

dessin 2

et regarder en arrière par-dessus l'épaule gauche.

— Effectuer le même mouvement à droite (voir dessin nº 4).

— Répéter cet exercice 10 fois. Il stimule la digestion, la circulation et relaxe le système nerveux.

4e posture

— Se tenir droit.

— Lever la main gauche au-dessus de la tête, la paume tournée vers le ciel (voir dessin nº 5).

— Descendre la main gauche et lever la main droite de la même manière, pendant que la main gauche descend le regard suit la paume des mains.

— Répéter le mouvement 9 fois de chaque côté.

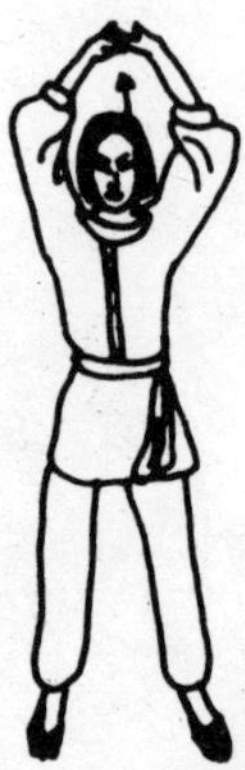

dessin 3

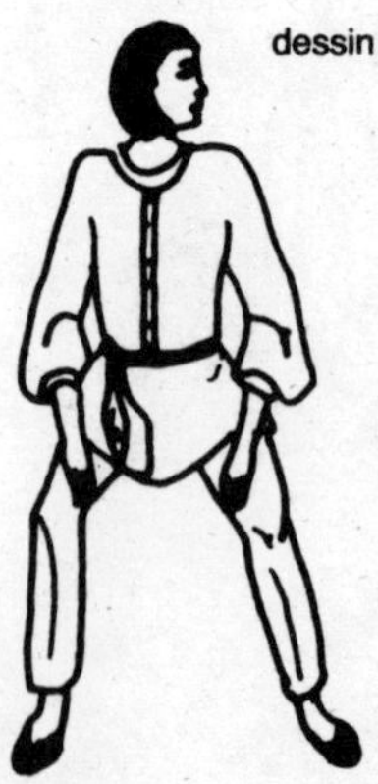

dessin 4

Cet exercice règle l'énergie du foyer moyen du corps, en particulier la rate, l'estomac sont tonifiés.

5e posture

— Le corps droit.

— Tourner doucement la tête vers la gauche et regarder vers l'arrière le plus loin possible, sans cependant forcer (les épaules ne suivent pas le mouvement).

— Effectuer le mouvement à droite (voir dessin n° 6).

— Répéter 9 fois le mouvement.

Cet exercice fortifie le méridien des poumons ainsi que les muscles du cœur.

Effet préventif sur les rhumes, les bronchites, les angines...

dessin 5

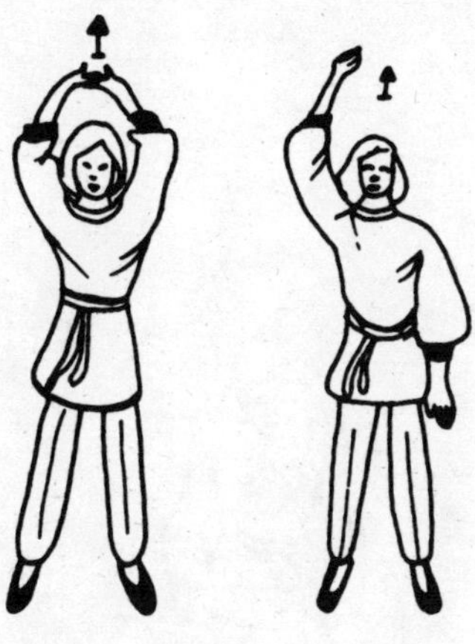

dessin 6

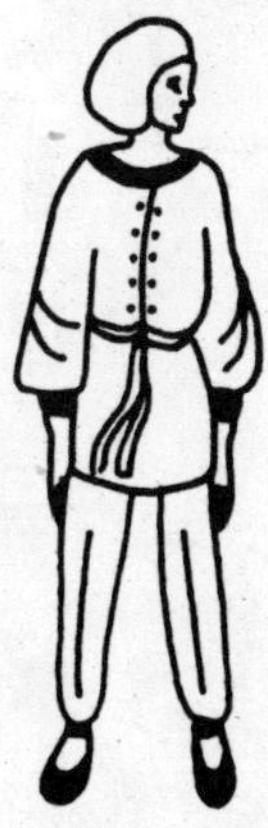

6e posture

— Prendre la position du «cavalier» en écartant bien les jambes et pliant les genoux sans toutefois décoller les talons du sol.

— Fermer les poings et les placer de chaque côté des hanches.

— Porter doucement le poing et le bras gauche vers la gauche jusqu'à la position horizontale. Suivre le poing des yeux.

— Ramener le poing gauche à la hanche et effectuer le même mouvement vers la droite avec le poing droit (voir dessin n° 7).

— Répéter 9 fois de chaque côté.

— L'exercice augmente le métabolisme et fortifie les 5 organes vitaux.

dessin 7

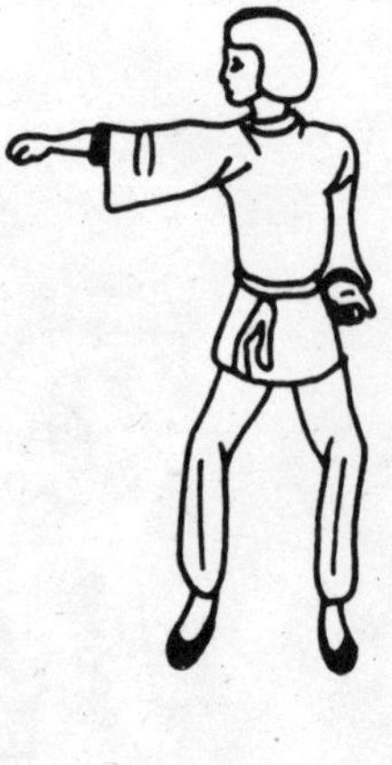

dessin 8

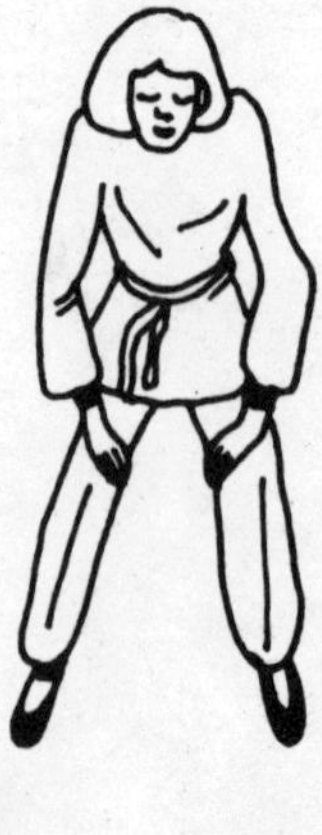

7e posture

— Se tenir en position du cavalier (voir 6e posture).

— Poser les mains sur les cuisses.

— Pencher la tête et le buste en avant en vidant bien les poumons et en rentrant (contractant) le ventre.

— Rester quelques minutes en respirant profondément et en rétractant le ventre à chaque expiration.

Cet exercice fortife les 5 organes et les 5 entrailles. Il lutte contre l'embonpoint et permet d'éliminer les gaz intestinaux.

8e posture

— Se tenir droit, porter le poids du corps sur les orteils.

— Sauter en tendant les jambes.

— Se recevoir sur les orteils en pliant les jambes.

— Recommencer 9 fois.

Cet exercice rajeunit le système nerveux et préserve des «cent et une maladies».

Tous ces exercices peuvent se pratiquer quotidiennement pour fortifier le corps. Les effets apparaissent au bout de trois semaines, ils se concrétisent au bout de trois mois et sont définitifs au bout de trois ans.

CHAPITRE 4

LE MASSAGE TONIQUE TAOISTE

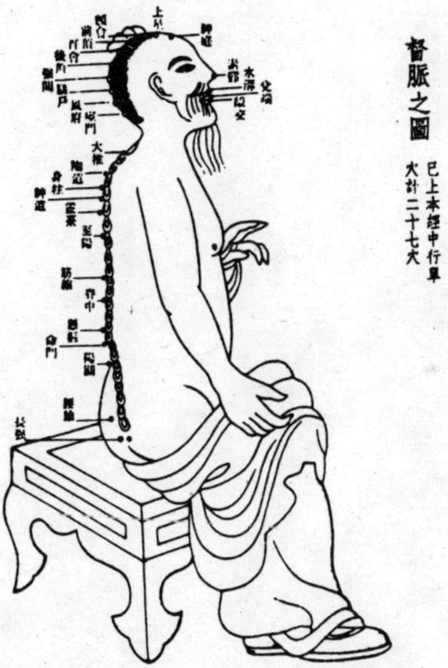

le massage chinois classique

Les huit manœuvres traditionnelles du massage chinois sont divisées en deux catégories :

Les techniques yang sont relativement fortes et sont appelées : méthodes de dispersion. En médecine traditionnelle chinoise la dispersion est utilisée principalement pour combattre la douleur et les affections dues a un excès d'énergie (blocage, plénitude).

Les techniques yin, ou méthodes douces sont utilisées surtout dans les cas de déficience d'énergie ou de sang afin de stimuler l'organisme.

Les massages sont pratiqués en Chine depuis plus de 2000 ans. Ils sont appliqués en tenant compte des lois de circulation de l'énergie et constituent à eux seuls une thérapeutique populaire complète et efficace.

Nous n'aborderons pas en détail les massages chinois dans ce manuel pratique. Nous renvoyons le lecteur à notre ouvrage précédent, *Pratique des massages chinois*, publié au Courrier du Livre.

Vous trouverez dans cet ouvrage une méthode de self-massage qui, au dire de nombreux médecins chinois, permet d'éviter l'acupuncture si le massage est effectué assidûment chaque matin. De nombreuses maladies chroniques peuvent être combattues par une pratique tenace de ce massage provenant de la région de Canton et introduit en France, entre autres, par le professeur Kuan In.

La seconde partie du livre aborde les massages thérapeutiques de trente problèmes courants de santé.

Les indications principales du massage chinois sont les suivantes d'après l'académie de médecine traditionnelle de Shangai :

— contractures musculaires.
— paralysie.
— troubles de la mobilisation.
— constipation chronique.
— diarrhée et indigestion chronique.
— toux et asthme.
— convulsion, épilepsie.
— insomnie, nervosité, dépression nerveuse.
— contractures musculaires, atrophie musculaire.
— torticolis.
— lombalgie, douleurs de la colonne vertébrale.
— douleurs articulaires.

A Shangai et à Kunming par exemple il existe des cliniques affectées au massage traditionnel.

Il est à noter que les opérateurs utilisent très rarement un appareillage électrique de soutien : "tout à la main !".

Comment apprendre le massage avec un livre ?, c'est un peu une gageure et nous espérons que vous avez déjà quelques séminaires de massage à votre actif ou que vous compléterez cette formation par des séminaires de massage comme ceux organisés sur le massage chinois par le centre de médecines humanistes de Lyon dont nous vous donnerons l'adresse en fin de volume.

le massage dorsal des points de Hua To

Hua To est ce médecin légendaire de l'antiquité chinoise qui serait à l'origine de bien des découvertes : les mouvements gymnastiques des cinq animaux et la double ligne de point située de chaque côté de la colonne vertébrale en relation avec tous les organes internes. (Il ne s'agit pas ici du méridien de la Vessie, situé plus loin de la ligne médiane du corps.)

Le massage dorsal des points de Hua To est une méthode efficace d'application familiale qui s'adresse à tous : enfants et adultes. Les meilleurs résultats sont obtenus sur les jeunes de huit à quatorze ans, car la réponse de l'énergie est beaucoup plus forte et rapide. Mais les adultes aussi peuvent en bénéficier à condition de le répéter une à deux fois par semaine.

Un ancien texte chinois datant de 1600 ans précise : “La méthode de Hua To doit s'appliquer à la surface de la peau du sacrum à la base du cou. Cette méthode s'utilise pour combattre toutes sortes d'affections et si elle vient à échouer, il faut la recommencer de nombreuses fois. Le long de la colonne vertébrale circulent deux importants canaux d'énergie vitale (TSING) appellés méridiens en Occident ou péridromie (selon le terme plus juste de Jacques Lavier) :

— Le méridien de la vessie qui circule de l'angle interne de l'œil (Point 1 Vessie), vers la tête, puis descend le long de la colonne vertébrale et le long des jambes pour se terminer au petit orteil. Le long de l'axe spinal son parcours est jalonné de points (appelé points SHU ou points d'assentiments) en étroite relation avec nos principaux organes internes : poumons, cœur qui constituent le foyer supérieur ; foie, vesicule biliaire, rate et estomac qui constituent le foyer médian et reins, vessie et intestins qui constituent le foyer inférieur.

Toute action avec ou sans aiguille exerce une action reflexe sur ces organes correspondants.

— Le méridien DU MAI ou TOU MO ou méridien "Gouverneur" : il circule en plein milieu du dos sur la ligne médiane. Dans les anciens textes

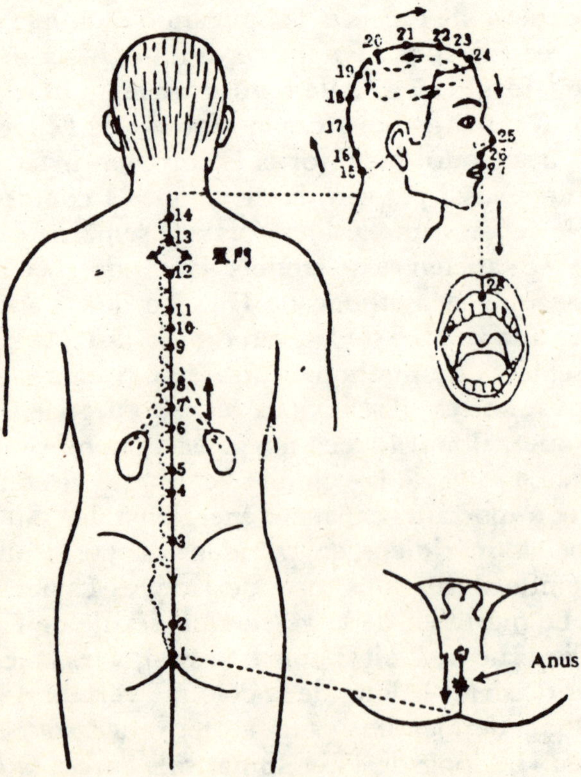

traditionnels il est appellé "la mer de tous les vaisseaux YANG", c'est-à-dire le réservoir de la force active et de l'énergie mentale disponible. Son action concerne la régulation de l'énergie YANG ainsi que le soutien de la colonne vertébrale (douleurs vertébrales en cas de disharmonie).

— Et deux lignes de points "hors méridiens" : les points de HUA TO.

Cette ligne se situe entre le méridien de la vessie et le vaisseau gouverneur, à 1 cm environ de la ligne centrale de l'axe vertébral.

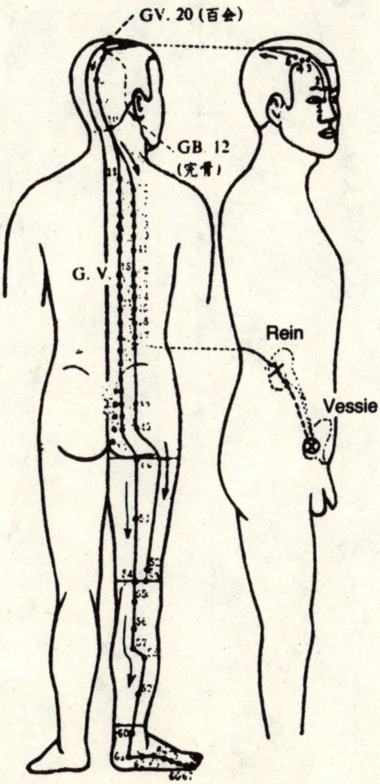

Ces points sont en rapport direct avec les organes internes qui leur correspondent sur un plan horizontal. On peut penser qu'il y a un rapport étroit entre ces points de HUA TO et la chaine des ganglions du système sympathique (chaîne para-vertébrale).

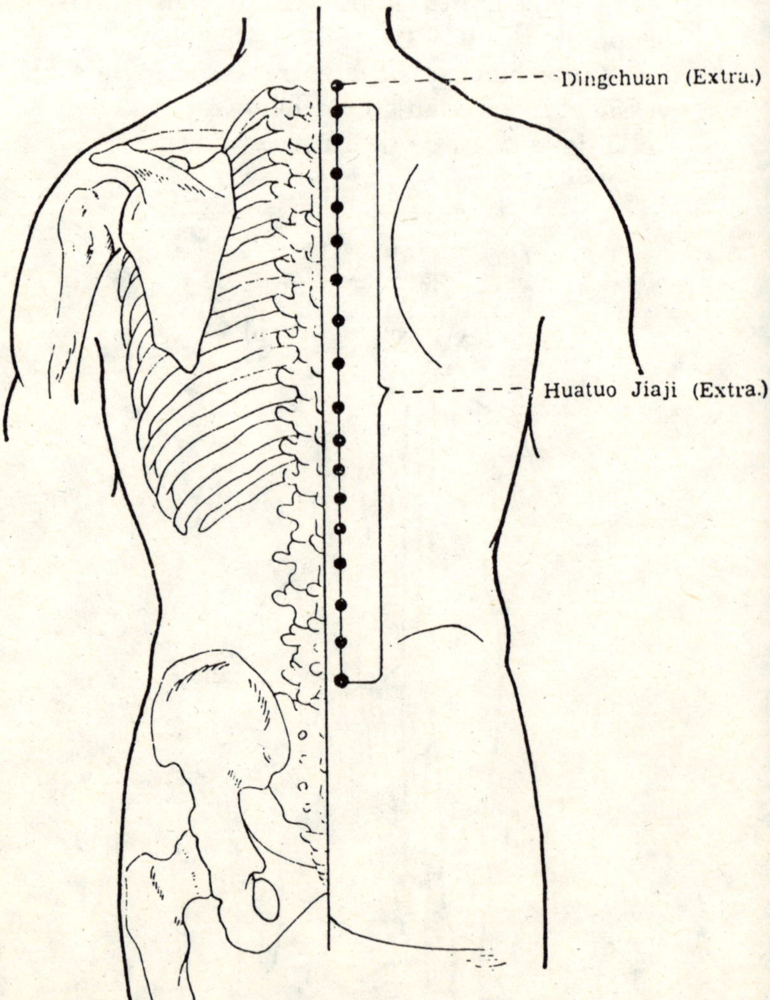

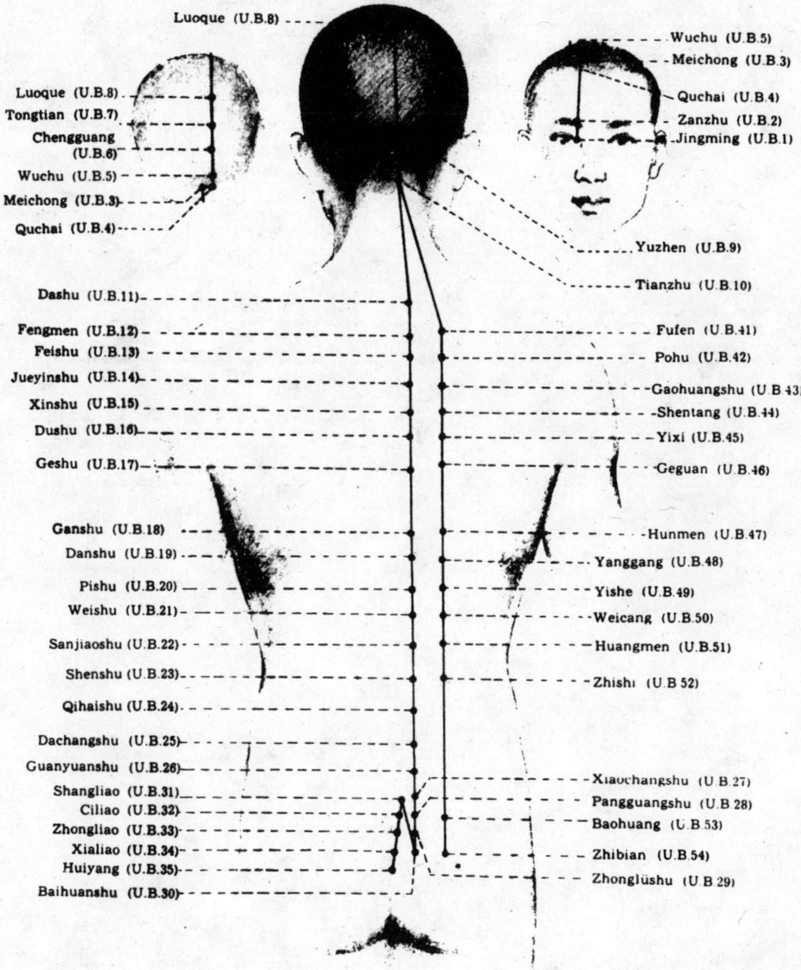

Points de méridien de la vessie

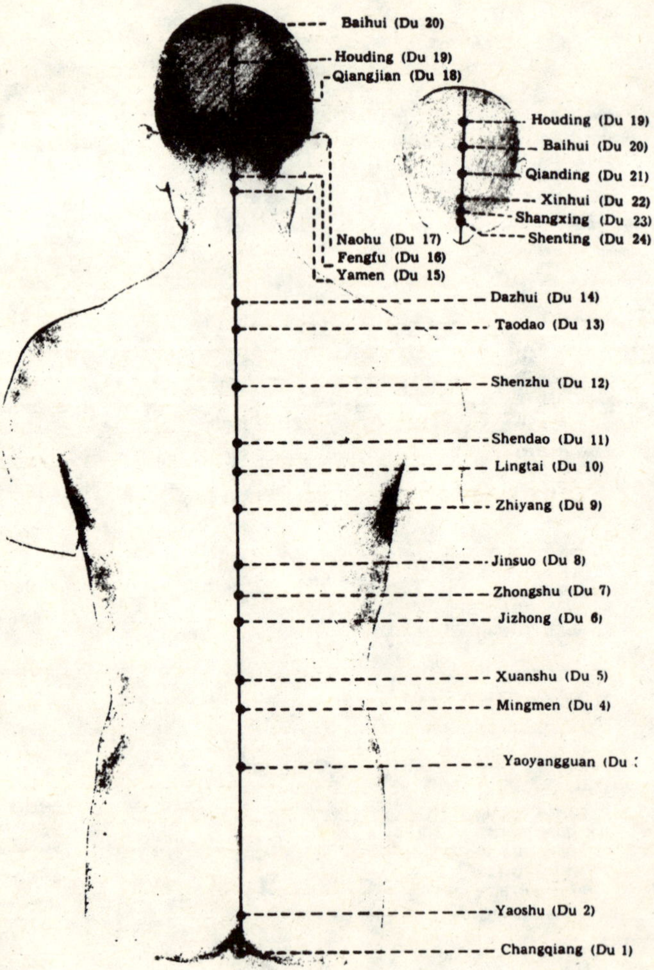

Points du vaisseau du Mai

les applications de ce massage

La méthode de Hua-To était donc appliquée aux enfants souffrants de troubles digestifs, avec grand succès : inapétence, ballonnements, douleurs d'estomacs, constipation et diarrhées...

Mais peu à peu, au cours de l'histoire des massages et sous la dynastie des *Ming*, ils découvrirent que la méthode était bénéfique aux adultes dans des troubles tels que :

– les troubles respiratoires chroniques : bronchites, asthme, emphysème etc.

– l'hypertension artérielle. (Mais la méthode est appliquée à l'inverse, en commençant par le haut de la colonne).

– les troubles gastro-intestinaux : constipation chronique, vomissements, crises de foie, ballonnements, nausées, lourdeurs digestives, gastrites etc.

– règles irrégulières et règles douloureuses.

– pour fortifier le corps pendant la convalescence et... comme massage préventif d'entretien pour les adultes et les enfants.

Il a été observé par le collège de médecine traditionnelle chinoise de Canton que ce massage augmente le pouvoir immunitaire des jeunes enfants traités et qu'il aidait aussi les enfants à s'"adapter" lorsqu'ils présentaient de légers troubles mentaux.

comment appliquer la méthode de Hua To

Le meilleur moment pour appliquer ce massage est le matin assez tôt ou l'après-midi avant le repas du soir. Ce massage ne devrait pas être appliqué juste après les repas.

Le sujet doit prendre une position confortable.

Le thérapeute ne devrait pas toucher le dos du patient après le massage et devrait laisser celui-ci se reposer pendant 10 à 30 minutes, bien au chaud (surtout éviter les courants d'air dans la pièce de massage).

Déroulement du traitement :

Une séance tous les jours pendant une semaine, puis une séance par semaine pendant un mois.

Puis une séance par mois d'entretien.

Déroulement de la séance :

Demander au patient de s'allonger sur un lit bien dur. La position doit être confortable. La position assise sur une chaise, penché vers l'avant et appuyé sur les coudes peut aussi convenir.

Le thérapeute se tient sur le côté et, utilisant le médius, l'index et l'annulaire des deux mains, formant un demi-cercle. Les dernières phalanges sont pliées et les pouces sont tendus. Voici donc la position des mains pendant le massage. Bras et mains et doigts doivent cependant rester bien souples.

La manipulation elle-même inclue l'acte de

pincer la chair et celle de glisser les doigts en poussant vers le haut :

Utiliser les pouces et les index de chaque main pour saisir les chairs doucement au niveau du sacrum à quelques centimètres de chaque côté de l'axe vertébral.

Puis en gardant du début jusqu'à la fin la peau entre les doigts, le thérapeute remonte, pas à pas la colonne vertébrale jusqu'au point Ta — Chui au niveau de la 7ᵉ vertèbre cervicale (celle qui suit la tête et proémine au niveau de la base du cou).

Trois méthodes sont utilisées simultanément :

Tirer la chair (pincer).

Glisser les doigts vers le haut.

Appuyer légèrement sur la peau.

Faire cette remontée 5 fois, très lentement.

Après la dernière remontée terminer la manipulation par une pression légère de chaque côté de la colonne au niveau du point bilatéral situé à la ceinture, juste en face du nombril (à l'envers du niveau du nombril. Point de l'énergie de reins).

Ceci clôture le massage.

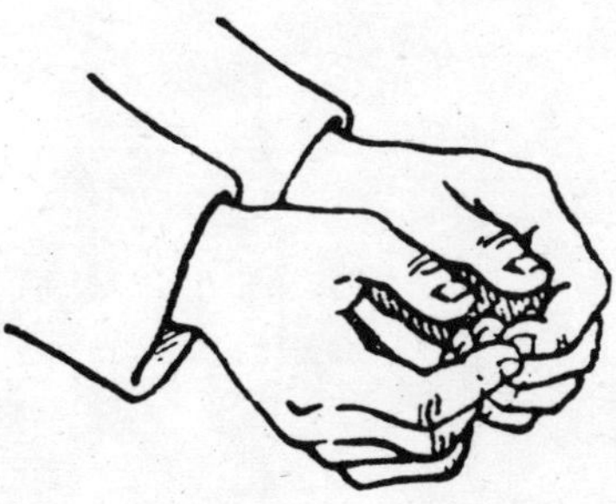

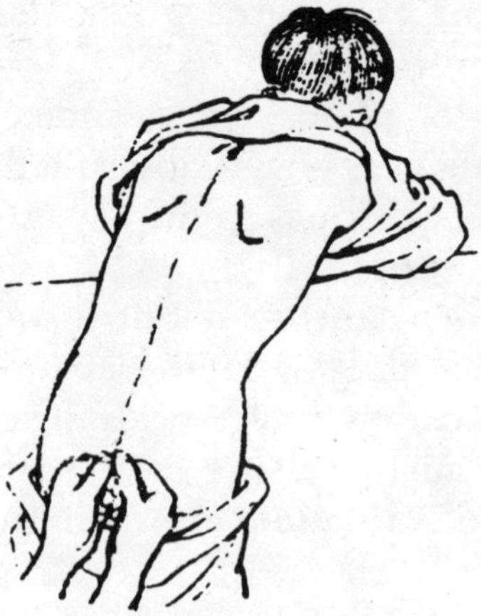

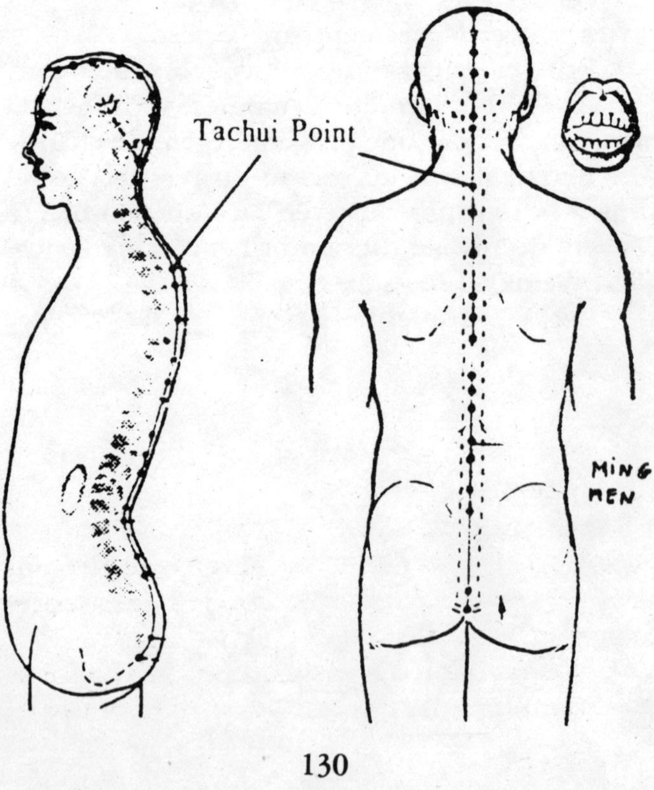
Tachui Point
MING MEN

les massages de l'énergie

Voici trois massages qui comptent parmi les plus importants.

1er massage : la plante des pieds
— Placez la pointe de votre index sur le point appelé «source bouillonnante».
— Massez ce point quelques minutes avec votre index en cherchant à creuser «un puits».

Vous stimulerez votre force vitale et vous relâcherez ainsi votre mental.

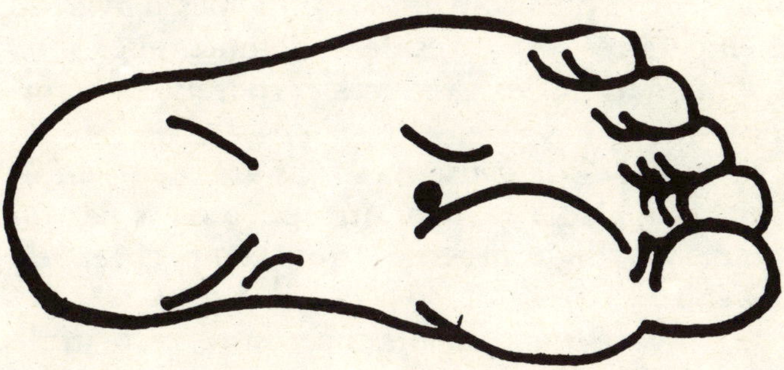

2e massage : le tan tien
1 à 2 fois par semaine
passez l'air chaud du sèche-cheveux sur le point situé à 2 cm environ sous le nombril, sans toutefois vous brûler !

Vous stimulerez la digestion, la vitalité et vous améliorez votre respiration abdominale.

3e massage : les tempes

Pour vous relaxer, massez gentiment les tempes avec le bout des doigts en décrivant des cercles dans les deux sens.

la digitopressure chinoise

L'utilisation des points d'acupuncture en massages commence à apparaître en occident sous l'influence de livres de vulgarisation.

Malheureusement ces livres mettent souvent l'accent sur la faciltié de la technique et oublient le plus souvent les principes d'hygiène élémentaires qui président à toute guérison : l'alimentation, les exercices corporels, la respiration.

Ainsi, si la cause n'est pas vraiment éliminée, la maladie réapparaîtra et ce n'est pas un point de digitopressure qui l'empêchera de revenir !

Malgré tout, la digitopressure reste utile pour faciliter la circulation de l'énergie : du *Chi*, et de libérer les points de blocage.

Voici quelques points importants qu'il est bien de masser une fois par semaine dans l'ordre indiqué (de la tête aux pieds) ou d'utiliser parfois contre le symptôme, bien que, nous l'avons déjà dit, si vous êtes malade c'est tout votre mode de vie quotidienne qui doit être changé ; un simple point de digitopressure ne fera que noyer le poisson.

Préparation à la digitopressure

— Asseyez-vous en tailleur ou en lotus si vous le pouvez.
— Frottez vos mains l'une contre l'autre.
— Fermez les yeux et prenez conscience de vous même.
— Ne soyez pas pressé de terminer.
— Chaque fois que vous avez appuyé sur un point, fermez les yeux et sentez votre énergie.

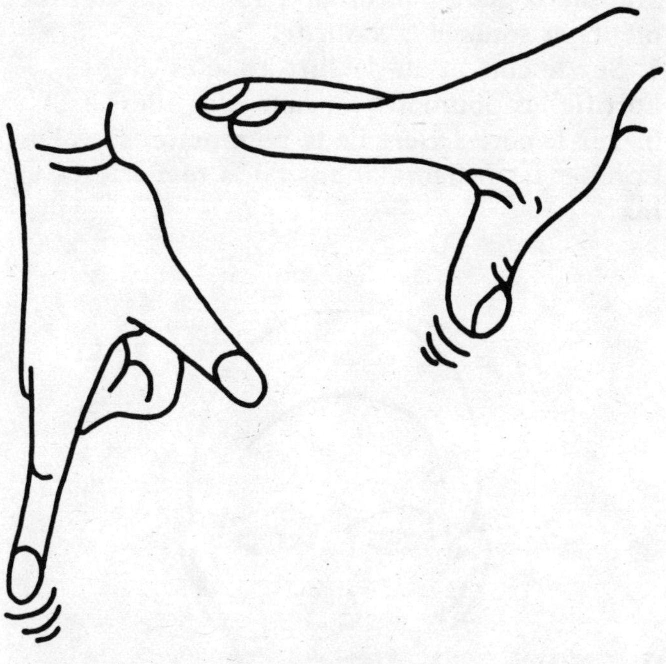

— Appuyez 3 fois sur chaque point fermement et progressivement avec la pulpe de votre pouce ou celle de l'index à votre choix.

La tête

Localisation précise et effet des points :

1. Sur la ligne médiane de la tête, à deux travers de doigt au-dessus de la racine des cheveux.
Contre les vertiges et les maux d'estomac.
2. Entre les sourcils à la racine du nez.
Fortifie les yeux et le sens intuitif.
3. A l'intérieur à l'orbite de l'œil, en direction du nez.
Pour soulager les maux de tête et les yeux fatigués.
4. Juste sous le nez.
Stimule la glande pituitaire, stoppe les éternuements et soulage la sinusite.
5. Sur le côté et au-dessus des ailes du nez.
Fortifie les poumons, et calme les allergies.
6. Sur le côté arrière de la pommette, sous l'os.
Combat les inflammations de la tête et du thorax.

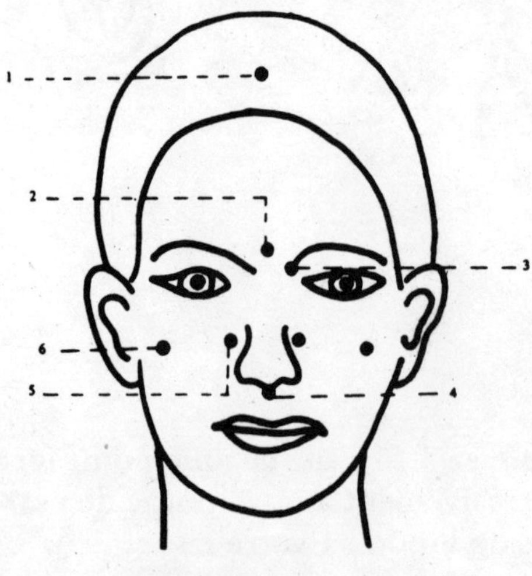

Le cou

Localisation et effet

7. Au-dessus du sternum, rentrez le doigt puis descendez vers le bas en pressant.
Stoppe les palpitations, calme l'esprit et fortifie la gorge.
8. De chaque côté de la thyroïde.
Fortifie cette glande et réchauffe le corps.
9. Sur le muscle, à la base du cou.
Fortifie le sympathique, point esthétique du visage, calme l'angine.

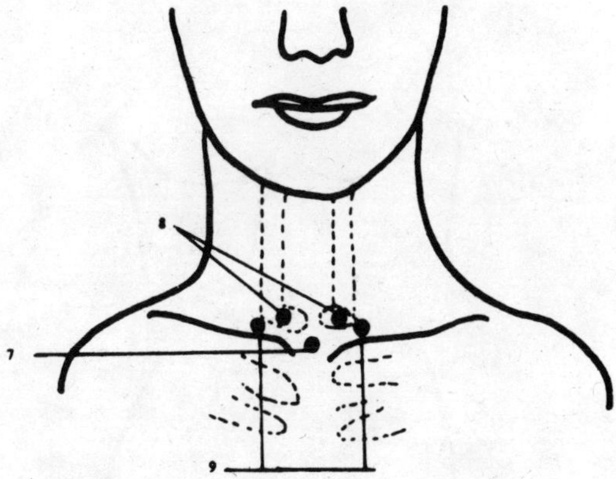

Le thorax et l'abdomen

Localisation et effet

10. Au centre du sternum, à la hauteur du mamelon (chez l'homme).
Fortifie le cœur.

11. A l'intérieur et contre la cage thoracique.
Fortifie la rate et le pancréas.

12. A 2 cm environ sous le sternum.
Calme les nerfs, fortifie le plexus solaire, calme la peur et l'indigestion due aux troubles nerveux.

13. A 2 cm environ au-dessus du nombril.
Ce point est diurétique et facilité l'élimination des urines. Il augmente l'énergie vitale.

14. A l'endroit où les deux os du pubis se rejoignent.
Fortifie les organes génitaux (hommes et femmes).

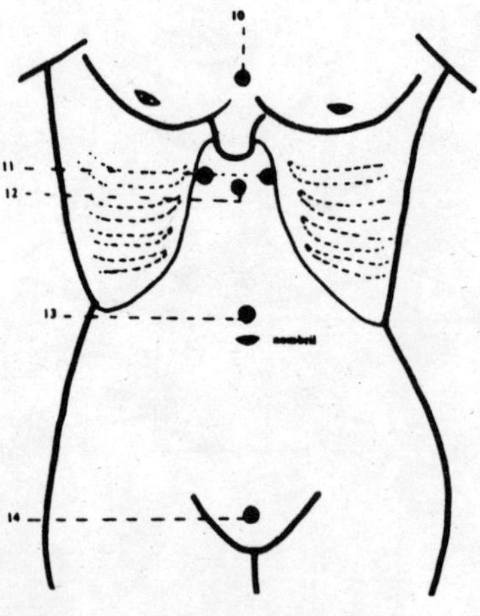

Les mains
Les jambes

Localisation et effet

15. Ce point très connu, appelé «torrent harmonisé», stimule l'énergie de défense du corps et soulage rhumes, angines, et maux de tête.

16. Situé sous la rotule, à la naissance du tibia sur le côté externe.
Ce point important appelé *san li* (3 kilomètres) par les Chinois, stimule l'énergie et fortife la partie inférieure du corps.

17. A la racine entre le deuxième et le troisième orteil.
Ce point réchauffe les pieds et stimule l'estomac.

Terminez les pressions en appuyant sur le point «source jaillissante».

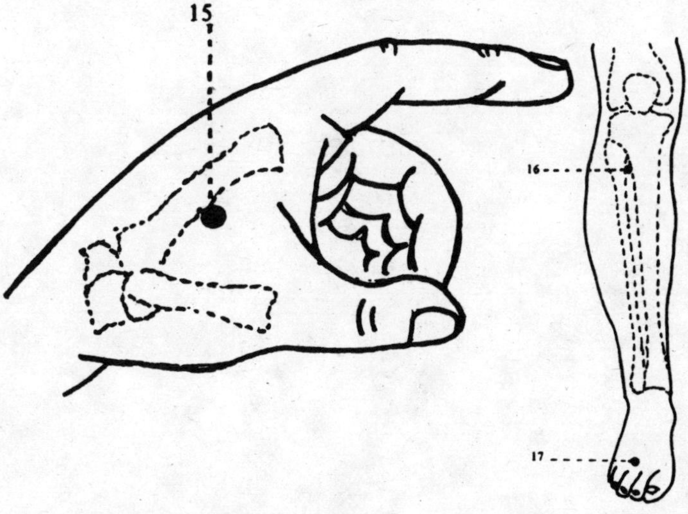

CHAPITRE 5

LA RELAXATION TAOISTE

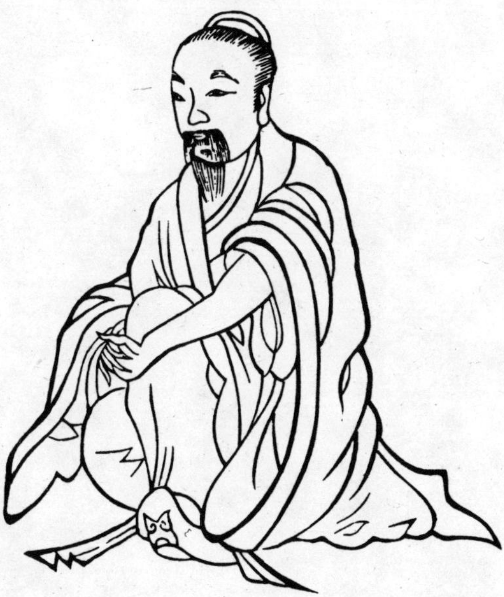

«L'homme qui s'efforce d'agir hâte sa mort, aussi recommande-t-on le désintéressement, car l'égoïsme mène à la mort. La vie relève d'un principe : elle ne dépend pas de nous.»

CHOUANG TSEU

la philosophie du Tao

Comme nous le conseille Tchouang Tseu, il est bon parfois de s'arrêter et de ne rien attendre impatiemment des événements. Se mettre dans un tel état de «non-agir» et d'acceptation permet à l'énergie vitale de circuler sans entrave ; alors les tensions psychiques disparaissent et les maladies n'ont pas de prise. Le *Nei King*, ce vieux traité d'acupuncture dit : «Les sages enseignent que pour pouvoir éviter les maladies "perverses", il faut mener une vie simple et paisible.»

Ainsi la philosophie du Tao s'insère dans un «vécu», une manière de vivre le moment présent qui offre peu de prise à la maladie physique ou mentale. Les Chinois font peu de différences entre le corps et le mental, le mauvais état de l'un entraine la maladie de l'autre. Houei Neng, patriarche de la secte bouddhiste Tchan disait «l'absolue quiétude est dans l'instant présent. Pensez que cela "est" dans l'instant et que cet instant n'a aucune limite et là se trouve l'éternelle félicité».

Si l'esprit est en paix, dans un état joyeux, toutes les maladies disparaîtront car elles ne pourraient prendre racine.

la relaxation taoïste

Voici une méthode de relaxation traditionnelle fondée sur la prise de conscience des trajets de l'énergie du corps (méridiens d'acupuncture) :
— s'allonger sur le sol et pratiquer quelques minutes la respiration abdominale (voir page 105);
— détendre mentalement différentes zones du corps à chaque expiration :

1er expir : détendre le sommet du crâne
2e — : détendre la gorge
3e — : détendre le thorax
4e — : détendre l'abdomen
5e — : détendre les jambes
6e — : détendre les pieds

— refaire le même trajet mais en visualisant le dos :
1er expir : détendre le sommet du crâne
2e — : détendre la nuque
3e — : détendre le dos — dorsales
4e — : détendre le dos — lombaires
5e — : détendre les fesses
6e — : détendre les jambes
7e — : détendre les pieds

Puis détendre les épaules, les bras et les mains.

Cette méthode guérit l'insommie et protège du "stress".

secrets de la secte Tien Tai

La visualisation mentale de certains centres d'énergie du corps était employée par les bouddhistes et les taoïstes pour guérir les maladies ou renforcer la vitalité.

Le Maître Chih I du monastère Hsui Chan employait la méthode suivante :

1re manière : visualiser mentalement le point du corps atteint par la maladie pendant quelques minutes. La concentration permet à l'énergie (le *Chi*) d'atteindre le point malade et de le soutenir.

2e manière : visualiser le point du *Tan tsien* situé environ 2 centimètres sous le nombril. Le *Chi* arrive à ce point et renforce la vitalité.

3e manière : visualiser la plante des pieds. «Si pendant la marche, le repos, le travail et le sommeil, l'esprit est fixé sur la plante des pieds, les maladies sont guéries.»

Pourquoi ? Parce que les pieds sont la porte d'entrée de l'énergie terrestre qui renforce les 5 éléments.

le sommeil

Les taoïstes ont utilisé le sommeil pour atteindre «l'immortalité» (la réalisation spirituelle).

Chang Sang Feng, créateur du *tai chi chuan* (gymnastique chinoise), décrivait les techniques permettant d'accéder à la joie intérieure par le sommeil :
«Je dors tout le temps, mais je dors sans dormir, je médite.»

L'expression «dormir comme un chien», couramment employée par les taoïstes, décrit le sommeil profond, détendu mais lucide qui devrait être le nôtre.

Le sommeil réparateur devient trop souvent pour nous une autre occasion de subir les «attaques perverses» : insomnie, engourdissement du cou, crampes, angoisses, membres engourdis.

Le yogi Lu Kwan Yu conseille la préparation au sommeil suivante :
— s'allonger sur le côté (droit ou gauche), nous prendrons comme exemple le côté droit ;
— se servir de la main droite comme oreiller ;
— étendre la main gauche le long du corps ;
— étendre la jambe droite ;
— replier un peu la jambe gauche par-dessus la droite.

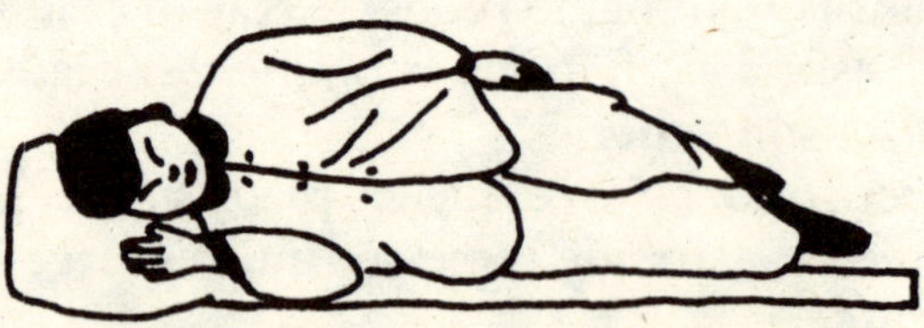

Nous devons cependant convenir qu'un bon sommeil dépend des exercices respiratoires, de l'hygiène corporelle et alimentaire et de l'aptitude à se détendre dans la journée.

pratiques taoïstes

Les taoïstes mettent l'accent sur certaines pratiques qui peuvent nous sembler curieuses à première vue. Ces méthodes peuvent s'intégrer à vos exercices quotidiens et, malgré leur apparente naïveté, elles vous seront d'un grand secours. Toutes ont leur raison d'être, en relation avec la physiologie de l'énergie.

Avaler sa salive

Afin de produire la force vitale, les taoïstes conseillent d'avaler sa salive.

La meilleure façon de le faire consiste à toucher le palais avec la langue rapidement.

Lorsque la bouche sera pleine de salive, avaler celle-ci rapidement, éventuellement en accompagnant d'un bruit de la gorge et en redressant le cou vers l'arrière.

La salive, appelée liqueur de vie par les taoïstes, sert aussi à affermir le diagnostic chinois en acupuncture. Par exemple : le manque de salive (la bouche sèche) indique un manque de yin et de liquide dans le corps.

Toucher le palais avec la langue

Tous les exercices respiratoires et corporels que nous avons indiqués dans le chapitre précédent peuvent s'effectuer avec la langue touchant le palais et en particulier le bout de la langue contre la racine des dents de la mâchoire supérieure.

En procédant ainsi, vous connectez deux importants méridiens d'acupuncture : le vaisseau gouverneur *(jen mo)* et le vaisseau conception *(tou mo)*.

Vous activez aussi la circulation de l'énergie psychique qui baigne les huit méridiens curieux, base du développement spirituel.

Porter l'attention sur la plante des pieds

Cette méthode a déjà été exposée plus haut dans le paragraphe consacré à la secte Tien Tai.

Notons cependant que la plante des pieds supporte l'entrée de l'énergie yin de la terre par le premier point du canal d'énergie des reins ; ce point se nomme « source bouillonnante ».

L'attention portée à cet endroit du corps purifie les racines terrestres de l'homme et permet à l'énergie de déserter un peu le cerveau, principale cause de nos désordre psychosomatiques. Ainsi la prise de conscience de ce point permet d'éviter l'insomnie et les idée obsessionnelles et facilite la détente nerveuse.

Le Bouddha lui-même a dit :
« Mille et une maladie seront guéries en fixant l'attention sur la plante des pieds. »

Porter l'attention sur le Tan Tien

Le médecin japonais Hayuku disait : « Lorsqu'on accumule l'énergie surabondante de l'espace sous le nombril, lorsqu'on la conserve des mois et des années…, alors un beau matin, en allumant le chaudron alchimique [processus respiratoire], l'univers produira la cristallisation de l'élixir de vie. »

Ainsi, lorsqu'on fixe l'attention sur la zone s'étendant sous le nombril, la vitalité est stimulée. Ce processus reste aussi le point de départ de toute recherche spirituelle. Les sectes et religions occidentales déconseillent la prise de conscience du *tan tien* (ou *hara*), bien souvent par puritanisme, car il est vrai que cette méthode augmente les instincts naturels et produit un surcroît d'énergie vitale. Cette prise de conscience du ventre se pratique à tout moment de la journée : lors des exercices, au travail, au repos. Les effets vitalisants ne tardent pas à se faire sentir. En acupuncture, le point situé à environ 2,5 cm sous le nombril permet de tonifier le foyer inférieur (reins, vessie, intestins) et débloque la respiration abdominale (voir le paragraphe sur les massages).

La méthode du beurre

Les taoïstes, nous l'avons dit, étaient psychosomaticiens avant l'heure et la méthode que nous allons décrire maintenant pourrait fort bien s'inscrire dans une séance de training autogène ou de sophrologie. Elle nous est rapportée par Hakuyu.

— Asseyez-vous en tailleur, le ventre bien dégagé.

— Fermez les yeux.

— Imaginez que quelqu'un pose au sommet de votre crâne une demi-livre de beurre (ne riez pas !).

— Le beurre va se mettre à fondre et il va s'écouler doucement sur le crâne. Imaginez

mais aussi que la matière grasse liquide et chaude pénètre dans votre tête.

— Puis le beurre rendu liquide s'écoule par le cou, le thorax, les épaules.

— La chaude humidité pénètre les bras, le thorax, le ventre.

— L'abdomen et enfin les jambes.

— «Sentez» bien, physiquement ce processus, ne vous leurrez pas.

— Recommencez une seconde fois en imaginant les maladies et les douleurs s'écouler, entraînées vers le sol.

Vous serez surpris des résultats et vous vous sentirez rajeuni, le corps débordant d'énergie (Pratiquez tous les jours en cas de maladie et une fois par semaine pour l'entretien.)

la respiration par les os

Vous allez expérimenter à présent une ancienne méthode de détente et de régénération chinoise. Le niveau de relaxation atteint est si profond que les anciens taoïstes appelèrent cet exercice "la respiration par les os", soulignant ainsi que l'oxygénation du corps est plus facile et plus profonde lorsqu'elle est aidée par la détente et la conscience. Le meilleur chemin pour atteindre l'harmonie mentale et la santé physique est de s'accorder chaque jour quelques instants pour pratiquer la relaxation et la méditation. Alors, les muscles se détendent, le sang circule mieux et le mental se déconnecte laissant place à la vie végétative et au processus d'autoguérison. De nombreux rapports scientifiques prouvent le bien-fondé des méthodes de relaxation en général. Nous avons cependant choisi une méthode millénaire qui bénéficie de l'expérience des anciens sages chinois, ceux-là mêmes qui découvrirent les bases de l'acupuncture traditionnelle et qui rédigèrent ces ouvrages de sagesse que sont le *Tao-Te-King* et le *Yi-King*. Cette relaxation s'accompagne d'une musique sensible d'origine chinoise dont la fonction dépasse l'écoute esthétique pour atteindre l'harmonie fondamentale appelée "tao" par les anciens sages de l'Empire Céleste.

Isolez-vous maintenant dans une pièce tranquille où vous serez sûr de ne pas être dérangé.

La température de la pièce doit être agréable, ni trop étouffante, ni trop fraîche, et l'air devrait être pur.

Si vous l'appréciez, faites brûler un peu d'encens.

Allongez-vous maintenant sur un tapis, une moquette ou, à défaut, sur votre lit. Un petit oreiller peut être placé sous votre tête. Détendez-vous totalement...

Prenez maintenant plusieurs respirations profondes. A chaque expiration détendez-vous profondément et consciemment...

Imaginez désormais une petite sphère d'énergie pure et de couleur rouge se situant dans votre ventre au niveau du nombril. Cette sphère d'énergie diffuse sa chaleur dans tout le corps. Visualisez des rayons chauds de couleur rouge se diffuser constamment vers les membres et sentez l'expansion de cette sensation qui se communique à chaque cellule, à chaque muscle, à chaque vaisseau sanguin, à chaque nerf, à chaque organe...

Appréciez quelques instants cet état de force...

Imaginez désormais votre souffle, votre respiration prendre la forme d'une énergie pure et vivante. A chacune de vos inspirations le souffle pénètre dans le corps, chargé d'énergie. A chacune de vos inspirations le souffle pénètre chaque cellule et recharge l'énergie. A chacune de vos expirations, il ressort, chargé des impuretés et des tensions accumulées. Inspirez doucement à votre propre rythme...

Ne cherchez pas à modifier votre respiration. Imaginez maintenant votre souffle pénétrer, à chaque inspirations, par les pieds. Le souffle pénètre par les orteils, monte vers les chevilles, vers les jambes et vers le ventre...

A chacune de vos expirations, le souffle ressort chargé d'impuretés, par le même chemin, par les jambes, par les genoux, par les chevilles et par les pieds, et à chaque inspiration, le souffle revient par les pieds, par les chevilles, par les genous, par les jambes, par le ventre.

Plusieurs fois...

Visualisez maintenant votre souffle pénétrant doucement par les mains, monter le long des avant-bras, le long du coude, le long des bras, jusqu'à la tête et ressortir chargé d'impuretés par les bras, les coudes, les poignets et les mains, plusieurs fois...

Portez maintenant votre conscience sur toute la surface de votre peau, des pieds à la tête, du ventre au dos...

La conscience est portée vers tous les pores de la peau et à chaque inspir sentez le souffle pénétrer par la peau sous la forme d'une énergie lumineuse...

A chaque expir, le souffle ressort, chargé d'impuretés...

Plusieurs fois...

Portez maintenant la conscience vers une zone plus profonde, vers l'ensemble des muscles et de la chair...

A chaque inspiration le souffle pénètre les muscles, la chair, partout, sur les membres, sur le visage, vers les organes internes...

A chaque inspir, le souffle pénètre et vitalise profondément. A chaque expir le souffle ressort, d'une couleur plus terne et à chaque inspir il revient, plus lumineux...

Plusieurs fois...

Nous arrivons maintenant au niveau le plus profond de la relaxation. A chaque inspir, le souffle pénètre à travers la peau, à travers la chair, jusqu'aux os même, sur tout le corps, des pieds à la tête. A chaque inspir le souffle pénètre les os profondément, les vitalise. A chaque expir il ressort. Plusieurs fois. Restez maintenant profondément détendu en oubliant même le souffle...

la méditation taoïste

La méditation dépasse sans doute le cadre de la santé ; cependant, ses effets secondaires permettront de faire face plus librement aux difficultés indissociables de la vie.

Lorsque le corps est détendu, le mental apaisé, les énergies vitales circulent facilement, les fonctions organiques sont alors harmonisées. Sans aucun doute la méditation devrait être préconisée à tous ceux qui souffrent d'une maladie grave, ne serait-ce que pour diminuer un peu la douleur dans le non-être cosmique.

Car la vraie méditation taoïste et bouddhiste est une perte d'identité dans le vide cosmique apaisant.

La méditation taoïste n'est pas clairement expliquée dans les classiques des premiers taoïstes : le célèbre *Tao Te King* de Lao Tseu, l'œuvre de Tchouang Tseu ou le classique du vide par fait de Lie Tseu.

Le *Tao Te King*, que tout intellectuel de bonne allure se fait l'obligation de lire, ne demande aucune compréhension au niveau du mental, et les commentaires ésotériques des Occidentaux n'ont aucun rapport avec l'essence du texte qui relate simplement une expérience, celle de l'éveil et de la fusion dans le Tao.

Seule l'expérience vécue, si minime soit-elle, peut permettre une compréhension intuitive du *Tao Te King*.

Pour cela, point besoin d'être savant, sinologue, médecin ou psychanalyste..., au contraire, toutes les connaissances intellectuelles sont souvent une barrière à la « plongée » dans le Tao.

Voici la méthode taoïste décrite par le maître contemporain Yin Shi tsu.

A quels moments méditer ?

Le matin au lever ou le soir avant le coucher. Les taoïstes considèrent que le meilleur moment pour méditer se situe entre 11 heures le soir et 1 heure du matin, lorsque tout à l'extérieur est yin (nuit) et que la racine du yang commence à naître en l'homme.

Durée de la méditation

Il ne faut pas se « forcer » à méditer. Si vous sentez la méditation se prolonger pendant 30 minutes, tant mieux, mais si le mental se disperse trop, tant pis, arrêtez.

La posture

Installez-vous confortablement dans une pièce ou vous ne serez pas dérangé. Un peu d'encens facilite la méditation car les odeurs habituelles troublent le mental. Asseyez-vous sur un coussin confortable ; au départ si vos jambes sont raides, prenez la position du tailleur. Les genoux devraient être au même niveau ou plus bas que le ventre.

Utilisez un coussin aussi haut que nécessaire. Si les genoux sont trop hauts, vous comprimez les aines et ainsi la respiration n'est pas libre. Le ventre doit être libre et aucune ceinture ni pantalon étroit ne doit le comprimer.

Le ventre est relaxé.

Le diaphragme est relaxé.

Les épaules sont détendues et un peu maintenues vers l'arrière.

Les deux mains sont placées l'une sur l'autre, près de l'abdomen. Les pouces se croisent un peu sur la main du dessus.

Les mains sont détendues.

La tête est droite, sans raideur.

Les yeux sont fermés.

La bouche est fermée sans raideur.

La langue vient toucher la racine des dents de la mâchoire *supérieure*, sans tension.

La respiration se fera par les narines.

La méditation

Tenez éloignées les pensées ; la méditation n'est pas une réflexion sur les problèmes, ni l'occasion de s'exercer à ses obsessions favorites. « Lâcher prise. »

Tournez l'attention vers l'intérieur.

Vers l'intérieur de quoi ? De vous ! Du corps, de la conscience, du sentir, du mental, du centre de l'abdomen surtout, sans crispation.

Respirez naturellement par le ventre, laissez le diaphragme gonfler le ventre de l'inspir et se relâcher à l'expir.

Cette respiration est valable aussi pour la vie quotidienne (voir chapitre respirations et exercices) ; elle est appelée « respiration naturelle de l'enfant ».

Portez l'attention de temps en temps sur la respiration en la « sentant » profondément. Le Bouddha a dit que cette seule méthode permettait l'éveil.

Sensations ressenties

— La respiration se calme et se ralentit.
— Chaleur dans l'abdomen.
— Des vibrations près du nombril (après des semaines de pratique).
— Un balancement.
— Un état méditatif qui se prolonge dans tous les gestes quotidiens : marcher, penser, s'asseoir.
— Un sommeil plus efficace.
— La disparition des troubles nerveux : insomnie, nervosité, crampes...
— Une vitalité accrue.

Bien sûr, il existe des techniques de méditation chinoises plus complexes, telle la méditation sur les circuits énergétiques (méridiens) du corps et sur les centres psychiques. Mais tout comme en médecine, les remèdes les plus effectifs sont les plus simples. Cette méditation pourra vous rendre de grands services. Ensuite vous pourrez vous permettre les cabrioles psychiques des yogis taoïstes !

la psychologie taoïste

Les problèmes et blocages mentaux ont préoccupé depuis longtemps les médecins traditionnels de la Chine.

Nous l'avons dit plus haut, les Chinois font peu de différence entre la fonction mentale et la fonction physique ; c'est pourquoi l'on ne parle pas d'organe mais de « fonction viscérale ». La maladie « physique » entraîne la maladie « psychique », les deux formes sont indissolublement liées. C'est la raison pour laquelle la thérapie appliquée aux problèmes psychologiques sera la même que celle appliquée aux problèmes physiques : alimentation, respiration, exercices, massages et herbes.

Afin de mieux comprendre le fonctionnement de cette interaction physique-mental, nous allons revenir sur le tableau des 5 éléments.

— Les problèmes de foie engendrent la colère (yang) ou son inverse, l'apathie (yin).

— Les problèmes du cœur engendrent la joie excessive (yang) ou l'anxiété (yin).

— Les problèmes de la rate engendrent la mélancolie (yin) ou les idées obsessionnelles liées au passé (yang).
— Les problèmes des poumons engendrent le chagrin (yin) ou l'agressivité (yang).
— Les problèmes des reins engendrent le manque de volonté, la peur (yin) ou l'autoritarisme (yang).

La solution à de nombreux problèmes psychologiques réside souvent dans la pratique de la méditation (voir pages précédentes). Le livre *So Wenn* dit :

« Si l'on est indifférent et vide, la véritable énergie apparaît... »

Evidemment, « regarder le vide en face » n'est pas facile et révèle bien souvent l'angoisse existentielle que cachent les manies : bavardage, abrutissement dans le travail, besoin de maintenir l'esprit sans cesse actif...

Mais la solution demeure cependant là ; il faut accepter ses propres angoisses pour faire face à ses problèmes. Il existe cependant une exploitation pratique de la loi des 5 éléments dans le domaine de la psychologie. Par le cycle de contrôle mutuel des éléments entre eux (nous n'approfondirons pas l'étude de ce cycle), toutefois, nous savons que :
— la colère est contrôlée par le chagrin ;
— la joie excessive est contrôlée par la peur ;
— la mélancolie est contrôlée par la colère ;
— la tristesse est contrôlée par l'exaltation ;
— la peur est contrôlée par la mélancolie.

Pratiquement si l'on se sent sous l'emprise de l'un des « états énumérés », il faut tenter de le contrôler en opposant un autre état mental. Il n'y a rien de tel pour calmer une colère rentrée que le souvenir de moments douloureux.

Il nous faut maintenant entrer dans le domaine de l'irrationnel, en abordant le problème posé par les *kouei*. Les *kouei*, littéralement les «fantômes», représentent des disharmonies énergétiques liées à des expériences mal vécues. La bio-énergie de Reich suit une voie parallèle lorsqu'elle cherche à faire revivre la cause des tensions physiques afin de les éliminer.

Les *kouei* se fixent de deux manières :

— sous l'état de choc pendant lequel le présent se présente trop durement pour être vécu ;

— à proximité de certains lieux «chargés» négativement ; nous verrons lesquels dans le chapitre suivant consacré au tellurisme.

Il existe en acupuncture des méthodes peu connues destinées à faire «sortir» les *kouei* ; mais la pratique de la méditation sur le vide et de la fusion avec la nature sont les meilleurs moyens de les éliminer et de devenir sensible à leur présence.

Concrètement, les *kouei* se manifestent lors d'angoisses sans cause, de peurs injustifiées, d'obsessions, de difficultés relationnelles et de blocages mentaux.

les mantras les sons de l'énergie

La récitation des vocables sacrés appelés mantras dans la tradition indienne est répandue dans toute l'Asie : la Chine, l'Inde, le Tibet.

Les mantras accordent la vibration personnelle aux vibrations cosmiques par le son intériorisé ou extériorisé. Utilisés le plus souvent pour faciliter la méditation et la conscience d'éveil, les mantras se révèlent aussi efficaces pour faciliter la guérison en une vibration différente atténuant celle propre à la maladie.

Les mantras, appelés *chou* en chinois, furent utilisés par les sectes bouddhistes Chan et Terre pure ainsi que par les taoïstes. Les routes de l'Asie résonnent du grand mantra de protection :

om mami padme hum

attribué à Chenresie, Bouddha de la compassion au Tibet et en Mongolie et à la déesse Kuyan Yin en Chine. Reliés aux 5 éléments, les 5 souffles permettent de tonifier les 5 organes traditionnels de la médecine orientale (voir chapitre d'introduction).

Choisissez le son qui semble vous convenir le mieux, asseyez-vous en tailleur ou en lotus et répétez 6 fois en fermant les yeux. Inspirez lentement, expirez rapidement en prononçant le son. En expirant, visualisez les impuretés qui sortent de l'organe concerné et disparaissent.

Le son *chou* fortifie le foie.

Le son *ho* fortifie le cœur.

Le son *hou* fortifie la rate.

Le son *tsou* fortifie les poumons.

Le son *tchoui* fortifie les reins.

CHAPITRE 6

LES COURANTS TELLURIQUES LE FONG SHUI

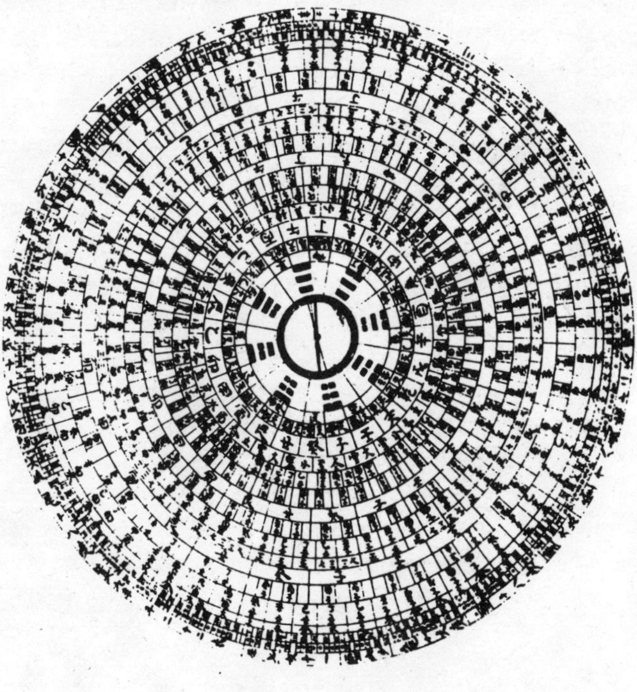

les veines du dragon

Les radiesthésites occidentaux nous disent que la terre est parcourue de courants magnétiques favorables ou néfastes à la santé ; ainsi il existe par exemple les célèbres « maisons à cancer ».

Les Chinois connaissent depuis des millénaires l'existence de ces courants qu'ils appellent les « veines du dragon » et qui représentent les canaux d'énergie de cet organisme qu'est la Terre.

La géomancie chinoise permet, par l'étude de la configuration du paysage, de discerner les zones favorables à la vie et à la santé. Par exemple, la science du Fong Shui permet de situer les endroits propices à la construction d'une maison, ceux propices à l'élevage ou à la méditation.

Le Fong Shui représente l'équivalent de nos sciences naturelles d'Occident. Cette science étudie, à l'aide d'une boussole géomantique fort complexe, la situation d'un lieu par rapport aux points cardinaux, aux cinq éléments, aux branches terrestres et aux branches célestes, aux constellations, etc.

Pour les géomanciens chinois, nous sommes sous l'influence des cinq planètes qui gouvernent les cinq éléments sur cette terre. Tout comme le corps humain, la terre est parcourue de canaux d'énergie en relation avec le souffle de la terre. Cette hypothèse ne devrait pas trop nous étonner car le druidisme considérait que les menhirs étaient des sortes d'accumulateurs d'énergie, placés dans des endroits choisis. Nous dirions que ces pierres levées ressemblent à des aiguilles d'acupuncture placées dans le corps de la terre.

Ainsi, ces canaux d'énergie sont appelés les «veines du dragon» et, tout comme en acupuncture, deux courants de polarité opposée circulent dans ces voies : les courants yang favorables à la vie, appelés «dragons d'azur» et les courants yin, défavorables, appelés «tigres blancs».

Voici les indications montrant qu'un lieu est favorable à une habitation prolongée :
— le dragon d'azur (courant yang) doit se trouver à gauche du lieu choisi ;
— le tigre blanc sera situé à droite ;
— si la région est accidentée (montagnes abruptes), il faut choisir un endroit présentant des formes douces ;
— si, au contraire, la région présente des formes douces (plaines) il faut choisir un endroit un peu accidenté ;
— un sol trop monotone (plaine sans vallon) est peu chargé d'énergie et peu favorable à la vie ;
— un emplacement idéal se trouve à la transition entre un paysage dur (yang) et un paysage doux (yin) ;
— il faut aussi que le sol ne soit pas trop chargé d'humidité (yin) ;
— ne pas choisir un site faisant face à des montagnes grimpant en pente abrupte et privées de végétation ;
— choisir un endroit retiré car c'est ici que le

dragon et le tigre s'enlacent et que le souffle vital est dense ;
— éviter de choisir un endroit faisant face à une ligne droite : route droite, canal, voie ferrée ;

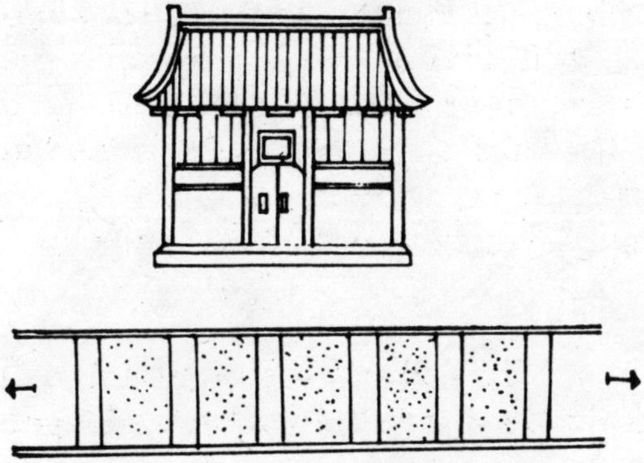

— là où l'eau coule en ligne droite et coupe le paysage, là s'éloignera l'énergie des habitants du rivage ;

Exemple d'un endroit défavorable
— les rochers dénudés sont aussi défavorables au souffle vital (la ville de Hong Kong par exemple, avec ses mamelons dénudés, ou Rio de Janeiro et son « pain de sucre ») ;
— dans un paysage de montagnes, il n'est pas bon d'être dominé de tous côtés par des hauteurs impressionnantes. L'idéal est une position moyenne et un peu retirée ;
— dans les plaines, les arbres jouent un rôle d'accumulation d'énergie ; ils sont une protection du lieu, sauf s'ils sont groupés naturellement en ligne droite barrant l'entrée du lieu choisi ;

— si vous êtes à proximité d'un fleuve ou d'une rivière, voici les positions favorables et défavorables à l'énergie :

Positions favorables

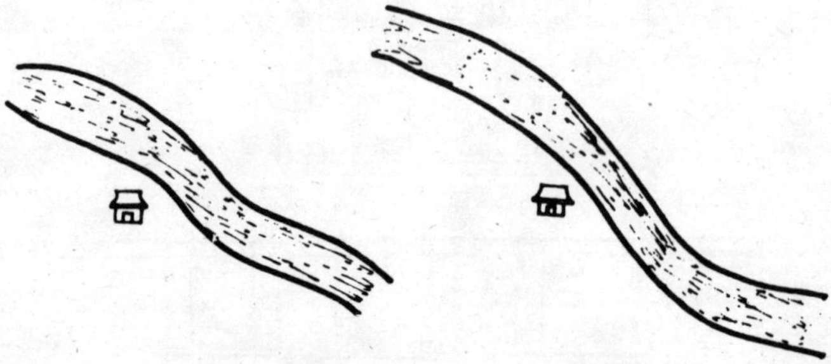

Positions défavorables

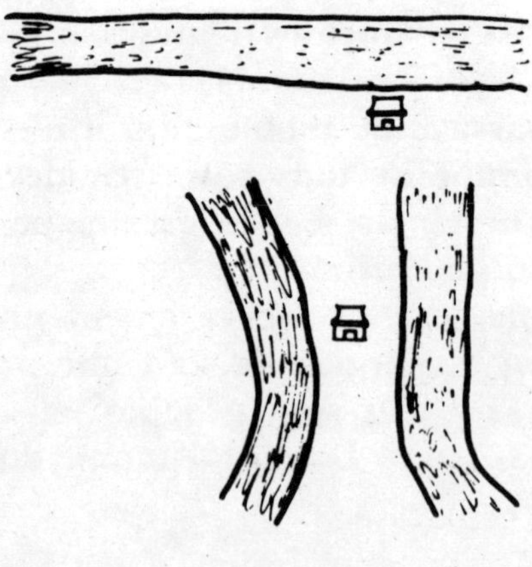

l'eau, l'air, le soleil

Les bains

Le souci d'éliminer les impuretés *(tou)* par les bains, que les hygiénistes actuels nomment les toxines, concernait déjà les premiers taoïstes. De plus, des substances aromatiques étaient apportées au bain pour soigner la peau.

Les Chinois codifièrent les bains selon leur température :

— le bain chaud stimule la circulation et permet la transpiration. Mais celle-ci doit être contrôlée sous peine d'affaiblir les organes internes.

— le bain froid, stimulant et tonique, contracte les tissus. Mais il convient de bien réchauffer le corps ensuite par des frictions vigoureuses.

Les personnes de type yang, externe, c'est-à-dire sanguines, ayant un peu d'embonpoint et ne craignant pas le froid, doivent prendre des douches fraîches, puis se réchauffer ensuite.

Par contre, les personnes de types yin frileuses et maigres, prendront un bain chaud une ou deux fois par semaine en évitant cependant de trop transpirer.

Dans les bains, l'arôme le plus utilisé était la badiane (anis étoilé) qui calme et apaise les tensions et la douleur.

Un secret de longévité

Il nécessite malheureusement de posséder deux baignoires côte à côte.

Remplir l'une d'eau bien chaude 38-40°C et l'autre d'eau froide.

Passer 30 secondes dans l'une, puis 30 secondes dans l'autre. Faites cette opération une dizaine de fois.

Les bains d'air

Ils revigorent le corps. S'exposer nu à l'air frais en ouvrant les fenêtres.

Commencez d'abord par 15 secondes, puis augmentez chaque jour le temps d'exposition.

Couvrez-vous bien après le bain d'air et réchauffez-vous en faisant quelques exercices.

Cette technique est préconisée par le Docteur Katsuzo Nishi.

Les bains de soleil

L'idéal serait de s'exposer le matin aux rayons du soleil. Le premier jour, exposez les pieds, le second jour les pieds et les mollets, le troisième jour, les pieds, les mollets et les genoux, etc. jusqu'à atteindre un temps d'exposition de 20 minutes.

Cependant, les données sont individuelles et si le soleil est mal supporté, il faut diminuer les temps. Aux heures de midi, le soleil semble moins indiqué et l'exposition doit être très courte.

les cycles de l'énergie

« Pour toute chose, il y a un temps et une saison. »

Ecclésiaste, chap. 3.

Tout être, toute chose sur notre terre, varie en permanence dans ses relations avec le milieu, l'environnement. Chaque instant est différent du précédent, même si les variations sont subtiles. Les anciens taoïstes édifièrent un système pouvant aider chacun à accorder ses propres cycles avec ceux « du ciel et de la terre ». Les Anciens utilisaient ainsi des calendriers très perfectionnés qui décrivaient les conditions astronomiques et astrologiques de l'univers :
— le lever du Soleil,
— la position de la Lune,
— la position des planètes dans les constellations,
— les conseils relatifs à la santé et à la vie quotidienne.

Ainsi les taoïstes établissaient un calendrier annuel et un calendrier diurne décrivant la circulation de l'énergie dans les méridiens d'acupuncture (les canaux d'énergie).

L'énergie coule à son maximum dans les méridiens d'après le tableau suivant, établi d'après l'heure solaire :
de 3 à 5 heures dans le méridien des poumons,
de 5 à 7 heures dans le méridien du gros intestins,
de 7 à 9 heures dans le méridien de l'estomac,
de 9 à 11 heures dans le méridien de la rate,

de 11 à 13 heures dans le méridien du cœur,
de 13 à 15 heures dans le méridien de l'intestin grêle,
de 15 à 17 heures dans le méridien de la vessie,
de 17 à 19 heures dans le méridien des reins,
de 19 à 21 heures dans le méridien du péricarde,
de 21 à 23 heures dans le méridien des 3 foyers,
de 23 à 01 heure dans le méridien de la vésicule biliaire,
de 1 à 3 heures dans le méridien du foie.

Les hypothèses de la médecine chinoise ont été vérifiées par la science occidentale. On sait, par exemple, que c'est la nuit que le foie travaille le plus et que les crises cardiaques arrivent plus souvent aux heures de midi qu'aux autres moments de la journée.

Le calendrier lunaire

Le calendrier lunaire présente un côté plus pratique concernant le maintien de la santé et le respect des cycles biologiques, des biorythmes.

Pendant la lune montante, de la nouvelle lune à la pleine lune, l'énergie (yang) est stimulée ; il faut en profiter pour tonifier le corps par des cures de toniques naturels (ginseng...), des exercices toniques, et pour couper les cheveux qui seront fortifiés.

Pendant la lune descendante, de la pleine lune à la nouvelle lune, la période est à la dispersion de l'énergie. Il faut suivre des cures de désintoxication (Tao Cha, pissenlit...), méditer et se reposer.

L'homme répond ainsi sagement à l'ordre naturel des choses.

Lune montante pour 1983-1984.

12 mai	*au 26 mai 1983*
11 juin	*au 25 juin*
10 juillet	*au 24 juillet*
8 août	*au 23 août*
7 septembre	*au 22 septembre*
6 octobre	*au 21 octobre*
4 novembre	*au 20 novembre*
3 janvier 1984	*au 18 janvier*
1er février	*au 17 février*
2 mars	*au 17 mars*
1er avril	*au 15 avril*
1er mai	*au 15 mai*
30 mai	*au 13 juin*
29 juin	*au 13 juillet*
28 juillet	*au 11 août*

Lune descendante (dispersion des énergies)

26 mai	*au 11 juin 1983*
25 juin	*au 10 juillet*
24 juillet	*au 8 août*
23 août	*au 7 septembre*
22 septembre	*au 6 octobre*
21 octobre	*au 4 novembre*
20 novembre	*au 4 décembre*
20 décembre 1983	*au 3 janvier 1984*
18 janvier	*au 1er*
17 février	*au 2 mars*
17 mars	*au 1er avril*
15 avril	*au 1er mai*
15 mai	*au 30 mai*
13 juin	*au 29 juin*
13 juillet	*au 28 juillet*
11 août	*au 26 août*

Pour la suite, le calendrier des P.T.T. vous donnera toutes indications.

en guise de conclusion

Nous espérons que les conseils de ce manuel vous seront profitables et nous vous présentons ci-dessous le sceau tout-puissant de Lao Tseu, utilisé comme «porte-bonheur» et comme sceau de protection.

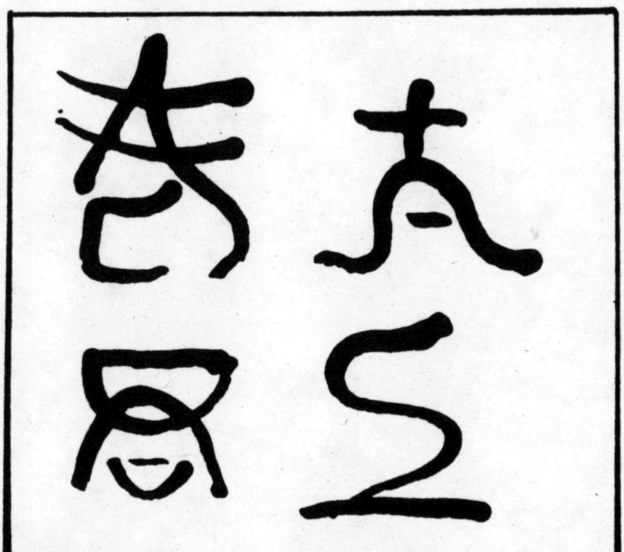

contemplation taoïste

On me demande si souvent
Pourquoi j'habite la verte montagne
Alors je souris et je me tais
Le cœur calme
Lorsque les feuilles tombent
et que l'eau s'écoule
Mon univers n'est plus celui des hommes.

LI PAI

poème taoïste

LE BAMBOU

Ne le tranchez pas pour en faire une flûte
Ne le taillez pas pour en faire une canne à pêche
Quand les herbes et les fleurs seront fanées
Il sera beau sous les flocons de neige

PAI CHU YI

ANNEXES

QUELQUES PREPARATIONS MEDICINALES CHINOISES PRETES A L'EMPLOI

Vous pouvez avec un peu de détermination vous procurer les produits chinois suivants.

A Londres, ces formules se trouvent facilement. A Paris, nous espérons que la liste de l'annexe 2 faciletera vos recherches. Certaines de ces préparations ne doivent pas être utilisées par les femmes enceintes ; regardez bien le mode d'emploi.

Chinese ginseng herbs prunes

Cette préparation complètement naturelle et végétale est utilisée le matin au petit déjeuner pour combattre la constipation chronique

Ching fei yi huo

Ces tablettes combattent les maux de dents, la constipation, les angines ainsi que l'urine trop jaune ou trop rouge.

Chysanthemum crystals

Ces petis sachets de fleurs de chrysanthèmes additionnées de sucre calment la température, font briller les yeux, calment le foie et sont reconnus comme anti-inflammatoires : grippes, fièvres. Ils se dissolvent instantanément dans l'eau chaude ou froide.

Essence of chicken with ginseng

Le bouillon de poulet additionné de ginseng associe deux toniques généraux sous une forme agréable à consommer qui présente l'avantage de préserver les qualités biologiques de ces deux produits, car cette préparation est exempte d'antiseptique et de conservateurs.

Ginseng liquor

La liqueur de ginseng constitue un moyen pratique d'absorber la plante de vie.

Koog yick

Préparation à base d'herbes utilisée pour les rhymatismes et les douleurs articulaires (en association avec Tiger Bone Tincture).

Lo Han Kuo infusion

Diluer un morceau de la préparation dans un litre d'eau bouillie. Cette décoction de fruits chinois, Lo Huan, combat les rhumes, la grippe, les fièvres, fortifie les poumons et facilite l'expectoration des glaires.

Natural herb loquat syrup

Formule d'herbes contenant 11 plantes présentée sous forme de sirop fortifant du système respiratoire et traitant les troubles chroniques des poumons, des bronches, du pharynx et du nez.

Po Chai Pills

Les pilules végétales Po Chai combattent la diarrhée, les vomissements et les troubles gastro-intestinaux. Elles permettent aussi d'accélérer la digestion en cas de surcharge alimentaire.

Sang chu yin pien

Ces tablettes végétales combattent les rhumes et la grippe (même les rhumes d'été).

Thé instantané : fo ti tieng roots tea

Remède végétal des rhumatismes, de l'arthrite, de la goutte..., Fo Ti Tieng n'est autre que la célèbre *Centella asiatica* répandue par le docteur Li Chung Yu qui vécut deux cents ans ; elle est appelée «élixir de vie».

Tiger balm

Le célèbre baume du Tigre fut répandu dans le monde au début du siècle par les frères Awboon Par. Deux formules : la rouge, plus forte, et la blanche plus douce.

Effets : douleurs dues au froid, à la fatigue, aux chocs et aux rhumatismes.

Enduire légèrement les membres douloureux ou l'utilsier en inhalations (grippe, rhume).

Tiger-bone tincture

La liqueur à l'os de tigre se compose d'un mélange de plantes et de produits animaux tels la corne de rhinocéros, l'os de la patte antérieure du tigre, etc. Toutes ces petites choses constituent un excellent remède contre les douleurs rhumatismales et autres, ainsi qu'un excellent tonique des fonctions digestives en particulier.

Yunnan paiyao

Cette préparation millénaire de la province du Yunnan est utilisée en cas de choc, d'hémorragie, de blessure. Elle active la circulation sanguine et élimine les toxines. C'est le remède d'urgence qui permet aussi de combattre les abcès, les furoncles et les troubles menstruels de la femme. Cette préparation était en particulier utilisée pour les blessures et traumatismes consécutifs à la pratique du Kung Fu.

ALIMENTATION

Vous trouverez des produits alimentaires de qualité biologique dans les magasins de diététique, de régime, d'alimentation naturelle, macrobiotiques, d'alimentation biologique. Méfiez-vous cependant de l'endoctrinement systématique des maîtres à penser du système digestif!

Le taoïste reste attaché à sa propre expérience avant tout et il évite soigneusement l'intolérance, qu'elle soit alimentaire ou spirituelle.

En ce qui concerne les produits alimentaires spécifiquement chinois, vous les trouverez, entre autres :

— rue Monsieur-le-Prince (métro Odéon)

— chez Tak Hing, rue Lagrange, dans le Ve arrondissement

Herbes

La législations française, protégeant l'industrie pharmaceutique, nous prive de beaucoup de préparations naturelles chinoises ; mais cherchez, renseignez-vous et vous trouverez.

Certains complexes bio-alimentaires sont en vente dans les magasins de régime : Tonidel, Gin-cel, Vitaline, les complexes des 5 éléments Diétacaron, l'eleuthérocoque et de nombreuses herbes.

Pour les préparations aux herbes fabriquées en Chine, si vous ne les trouvez pas, adressez-vous à Londres ou à New York où ces produits sont en vente libre : entre autres :

Etats-Unis
Welfare trading co
86, Mulberry Street
New York

Yan Wo tong co
Sie Broadway
New York

Tung yen tong
19 Pell Street
New York

Grande-Bretagne
Dorwest herb growers
Shipton Gorge
Bridport (Dorset)

Baldwins
173, Walworth road
Londres Se 17

et dans le quartier chinois
de Londres situé près
de Piccadilly.

à Hong Kong
Ming sun hong
13-15 Babington lath
5th floor — flat A
Hong Kong

SOMMAIRES DES 10 NUMÉROS DE L'ORIGINEL

N° 1

Feng-Shoui ou principes de science naturelle en Chine (I), par E. Eitel.
Auto massage chinois, par Leung Kwok-Po.
Tai-Chi-Chuan ou la sagesse du corps selon le Tao, par Charles Antoni.
Faith-Healer la médecine aux Philippines, par Odile Bralet.
Bhagwan Shree Rajneesh (I), par Anurodha.
Le Kathakali théâtre dansé de l'Inde du Sud (I), par Gilles Baix.
Sanskrit : une mémoire-conscience, par Pierre Vrignaud.
La tombe vivante, par Paul Mus.
Bibliographie.

N° 2

Courrier — Informations.
Feng-Shoui ou principes de science naturelle en Chine (II), par E. Eitel.
L'expérience du souffle originel, par Triangle.
La situation mondiale, par J.G. Bennett.
Trois techniques de Kriyâ-yoga supérieur, par Charles Antoni.
Bhagwan Shree Rajneesh, méditation et quotidien (II), par Anurodha.
Le Kathakali théâtre dansé de l'Inde du Sud : l'art du maquillage (II), par Gilles Baix et Catherine Choron.
Psychologie occidentale et philosophie orientale, par M. Delmas.
Bibliographie.

N° 3

Manifeste.
Troisième division du système du Feng-Shoui, le souffle de la nature, par E. Eitel.
Massage chinois : la relaxation, par Leung Kwok-Po.
L'architecture sacrée, par J. Extra, E. André et P. Vrignaud.
Le seau d'eau, par J.-C. Marol.
Biographie de J. Carteret, par P.-A. Dujat.
Jean Carteret, métaphysicien et dialecticien.
B.S. Rajneesh : Tantra, la compréhension suprême.
Bibliographie.
Courrier.
Informations.

N° 4

La Fontaine des amoureux de Science.

A propos d'alchimie, avec Fabrice Bardeau.

Charles Duits en chômage vert.

L'arbre de Judée.

Kung Fu Tse ou le chemin vers la vérité intérieure à l'Université des Cinq lunes, avec C. de Azagra.

L'Esprit des Budô, par Michel Random.

Jean Carteret, métaphysicien et dialecticien.

La déité absolue — Le Collectif, Jean Carteret.

Bibliographie — Informations — Courrier.

N° 5

La santé par les doigts, par le docteur John F. Thie avec Mary Marks.

Sanskrit : une mémoire-conscience (II), par Pierre Vrignaud.

L'importance de l'âge dans l'astrologie, par Alexander Ruperti.

Mawlana. Le soufisme et la danse, par Michel Random.

Art et royauté. Une vision de Borobudur, par Philippe Lavastine.

Tai-Chi-Chuan à deux, par Charles Antoni.

Primal à Poona, l'expérience de Anand Koshen.

Bibliographie — Informations.

N° 6

La santé par les doigts (II) par le docteur John F. Thie avec Mary Marks.

Pourquoi tant d'homme ont-ils des yeux pour ne point voir et des oreilles pour ne point entendre, par Robert Pages.

L'Odissi, par Tara Michael.

Maitri ou la Thérapie par l'espace, par Dominique Godreche.

Structure absolue et transfiguration, par Raymond Abellio.

« Et dans quel but tout ça ? Le bonheur », par Jean Carteret.

Idées-clefs en astrologie, par Alexander Ruperti.

Ne Coupez pas, par Lili Designe.

Bibliographie.

N° 7 SPÉCIAL « Le Grand Jeu »

La circulaire du Grand Jeu.

Avant-propos, par R. Gilbert-Lecomte.

Le Grand Jeu, par Claudio Rugafiori.

Bergson et le Grand Jeu, par H.-J. Maxwell.

Le gardien du seuil, par Michel Camus.

Lettre à M. Henry, par René Daumal.

Entretien avec Mariane Lams.

Entretien avec G. Ribemont-Dessaignes.

Mise au point ou casse-dogme, par R. Daumal, R. Gilbert-Lecomte.
Entretien avec Joseph Sima.
La dialectique de la révolte, par R. Gilbert-Lecomte.
« Révélation-Révolution », par J.-L. Accarias.
Roger Gilbert-Lecomte, par M. Random.
La religion et le Grand Jeu, par R. Daumal.
Liberté sans espoir, par R. Daumal.
René Daumal, la poésie, l'ascèse, par J.-M. Agasse.
R. Daumal et la pataphysique, par J.-M. Agasse.
Entretien avec Monny de Boully.
La vision extra-rétinienne, par Y. Duplessis.
Le Grand Jeu et le surréalisme.
Entretien avec Ribemont-Dessaignes.
Entretien avec Monny de Boully.
Le Grand Jeu ou l'ambiguïté fondamentale, par R. Pages.
Chronologie du Grand Jeu.
Bibliographie du Grand Jeu.
Bibliographie.
Informations.

N° 8

Le chant des paysans, par V. Narayana Menon.
Le Kalarippayat, art martial du sud de l'Inde, par Charles Antoni.
Le Tarot de Marseille, par Alexandro Jodorowsky.
L'alchimie du visage, par Gérard Belin.
La loi des loups, par Pierre Derlon.
Guide parfait du compositeur parfait, par Pierre-Jean Croset.
Le Bharat Natyam, par Ma Prem Madira.
Cinéma — Bibliographie — Informations.

N° 9

Poésie-méditation, par Mme Tchen Gi Vane.
Théâtre Art-Total, par Ch. Antoni.
Le Koodiyattam, théâtre du sud de l'Inde, par D. Appukutan-Nair.
Le Dibbouk, pièce de théâtre dramatique juive, par D. Godreche.
La connaissance de soi dans le Soufisme, par Dj. Mortazavi.
Malâmatiya et Qalandariya, deux des plus importantes confrèries soufies, par Dj. Mortazavi.
Des celtes en Inde ? Origines et traditions des Toddas, par M. Coquet.
Comment vivre l'astrologie. L'expérience du stage, par A. Ruperti.
Pourquoi liez-vous le Tao à l'écologie ? par Tchen Gi Vane.
Enellance.
Bibliographie.
Informations.

N° 10

Kaya-Kalpa, la science indienne de la réjuvénation, par Gorak-Nath Chaturvedi.

Sidha médecine, par Padmanabha-Pillaï.

Kaya-Kalpa régénération ou Rasa Vidya Muppu, par Sw. Yogiraj Prem Chaitanya.

Le Vaudou, par E.G. Cinetti.

Un paquet-cadeau : l'illumination, par Sogyal Rinpoche.

La nature de la vérité, par B.S. Rajneesh.

Ainsi parlait mon frère le gitan, par Pierre Derlon.

Pourquoi liez-vous le Tao à l'écologie ? (II) par Tchen Gi Vane.

Réflexion sur la peinture de Sylvie Dubal, par Jean Courtine.

Malcom de Chazal : au delà du surréalisme, par Michel Carassou.

Éditions L'ORIGINEL

DÉJA PARUS

— « Création et désordre » (H. Atlan, C. Castoriadis, R. Girard, I. Prigogine, P. Feyeraband, I. Stengers, P. Watzlawick...).
— L'intangible — L'épanouissement du potentiel humain par Charles Antoni.
— Entretiens avec Svami Prajnanpad par R. Srinivasan. (Préface d'Arnaud Desjardins).
— L'expérience de l'Unité. Dialogues avec Svami Prajnanpad par S. Prakash.
— « Alchimie, Contes et légendes » par J. Rebotier et J.M. Agasse.
— René Daumal : « René Daumal ou le retour à soi » (Textes inédits et études).
— Jean Carteret : « Des dialogues et du Verbe ».
— Le Soufisme, la voie de l'Unité, « Doctrine et Méthode ». Ouvrage collectif.
— Jean-Luc Parant : « Le hasard des yeux ou la main de la providence ».
— Christine Hardy : Poèmes et Contes.
— Daniel Giraud : « Les étoiles en plein jour... ». (Voyage en Orient).
— Jean Carteret : Lorsque l'homme sera né...
— Jean-Claude Marol : Pli urgent.
— Irina Tweedie : L'abîme de feu (L'expérience de libération d'une femme à travers les enseignements d'un maître soufi).

Dans la collection « *Le corps conscient* »

— Louis Wan Der Heyoten : « La Santé par le Chi-Kong, paix et vitalité par les exercices internes ».
— J.G. Bennett : « Comment nous faisons les choses ».
— Gérard Edde : « La chambre jaune : sexologie taoïste pratique ».
— Michel Piédoue : « L'aikido ou la peur vaincue ». (Coédition Chiron).
— A. Wilson — L. Bek : « Les couleurs, le corps et l'esprit ».
— Gérard Edde : « Chakras et santé. La médecine tantrique des centres d'énergie ».

Les dix numéros de la revue « L'Originel » sont disponibles soit séparément, soit reliés en deux albums.

ACHEVÉ D'IMPRIMER
LE 20 NOVEMBRE 1987
PAR L'IMPRIMERIE
DE LA MANUTENTION
A MAYENNE
N° 127-87

Dépôt légal : 4e trimestre 1987